Dr. Robert Rose
Bu[illegible]

SEX

Vorbereitung - Technik - Varianten

BAND 16

OUTDOOR HANDBUCH

Sex

2. Auflage 1997

Dieses OutdoorHandbuch wurde konzipiert und redaktionell erstellt vom Conrad Stein Verlag, Eichkoppelweg 51, 24119 Kronshagen,
☏ 0431/545-8888, FAX 0431/545-8800, e-mail: SteinVerlag@t-online.de,
internet: http://home.t-online.de/home/SteinVerlag
für die OutdoorHandbuch Stein KG, Kronshagen.

Auslieferung für den Buchhandel: (D) Prolit, Fernwald, und alle Barsortimente,
(CH) AVA-buch 2000, Affoltern, (A) Freytag & Berndt, Wien

Eine Garantie für die Richtigkeit der Angaben in diesem Buch kann ausdrücklich nicht übernommen werden!

Der Verlag ist für eigene Erlebnisberichte und Verbesserungsvorschläge dankbar. Leser, deren Einsendung verwertet wird, werden in der nächsten Auflage genannt (auf ausdrücklichen Wunsch unter Pseudonym) und erhalten als Dank ein Belegexemplar.

Text	Dr. Robert Rose und Buck Tilton
Illustrationen	Marc Bohne
Übersetzung und deutsche Bearbeitung	Britta Feddersen
Lektorat	Conrad Stein
Gesamtherstellung	Brillant Offset, Hamburg

Dieses OutdoorHandbuch hat 74 Seiten mit 16 Illustrationen. Es wurde auf chlorfrei gebleichtem Papier gedruckt.

☺ Aktualisierungen zu **ReiseHandbüchern** und **OutdoorHandbüchern** finden Sie in der Homepage des Conrad Stein Verlags im Internet: http://home.t-online.de/home/SteinVerlag

ISBN 3-89392-116-8 00128000

Inhalt

Einführung

Vorwort

Sollte irgendwer irgendwas in diesem Buch ernst nehmen, dann muß ein ernsthaftes Problem vorliegen - denn erstens ist das Leben viel zu kurz, um ernst genommen zu werden, und zweitens: Wenn irgend etwas hier eine gewisse Ähnlichkeit mit der Wirklichkeit hat, muß es sich um einen Irrtum handeln.

Dieses Buch ist als Unterhaltung gedacht. Wenn der Leser dabei auf Ideen kommt, um so besser! Aber bitte nicht zu Hause nachmachen, Kinder...

Jedenfalls nicht ohne Aufsicht eines Erwachsenen!

Warum schreibt man ein Buch über Outdoor-Sex? Um ehrlich zu sein, als ich ein paar engen Freunden und Kollegen anvertraute, daß ich an diesem Buch arbeite (ich wollte nicht damit angeben, ich war nur gerade auf der Suche nach interessanten Anekdoten... jedenfalls erzählte ich das denen), bekam ich meistens zu hören: Wozu denn das, zum Henker?

Also probierte ich es mit der folgenden Antwort: Wenn Du zu diesen Leuten gehörst, die damit zufrieden sind, sich ewig so abzuzappeln, wie sie es schon immer gemacht haben, die sich und womöglich andere dabei in gefährliche Situationen bringen, die keine Ahnung haben, wie sich ihr Verhalten auf das empfindliche Ökosystem auswirkt, die sich nicht bewußt sind, was für Möglichkeiten ihnen offenstehen, die das Leben aufregender machen, und die von höherer Philosophie, die doch dem ansonsten bloß sinnlichen Treiben erst Bedeutung verleiht, absolut unberührt geblieben sind - dann ist dieses Buch in der Tat nichts für Dich.

Wenn Du jedoch zu der aufgeklärten Minderheit gehörst, die es vorzieht, die freie Wildbahn nicht unvorbereitet zu betreten, immer darauf bedacht, nicht einmal Fußabdrücke (oder sonstige...) zu hinterlassen, die danach lechzt, eine ganze Bandbreite von neuen Erfahrungen zu machen und mit der Natur in Einklang zu sein, während ihr Bewußtsein (oder was auch immer...) zu neuen Höhen aufstrebt - dann ist dieses Buch genau richtig für Dich.

Allerdings wird es Dir auch gefallen, wenn Du eine Flasche Schampus gekauft hast, aber Deine Verabredung geplatzt ist, wenn nix im Fernsehen kommt und Du bloß was zum Lesen suchst. Warum also ein Buch über "Sex im Freien" schreiben? Der Zettel an meiner Küchenpinnwand erinnert mich immer daran: Liebe währt nicht ewig, aber die gute Küche!

Das muß zwar nicht notwendigerweise stimmen - was jedoch stimmt: Es gibt einen Unterschied zwischen einem delikat gewürzten und sorgsam zubereiteten Filet Mignon und einem überm Feuer schwarzgebrannten Latschen Fleisch. Von nix kommt nix, wie bei der guten Küche, so auch beim Sex.

Zuerst sucht man sich aus, was man essen möchte. Dann holt man sich ein paar gute Tips, man liest ein Rezept, und vielleicht wird es einem - beim ersten Versuch - sogar gezeigt, wie's geht. Es ist ziemlich schwierig, eine gute "Hollandaise" einfach pi-mal-Daumen hinzukriegen.

Obwohl es zugegebenermaßen mehr Spaß machen kann, ein bißchen Outdoor-Sex per Experiment zusammenzubauen, gibt es einen ganzen Rucksack voller guter Gründe, die für einen Ratgeber wie diesen sprechen. Der wichtigste ist: Wer mag schon angebranntes Steak?

Warum ein Buch über Outdoor-Sex? Für einige ergibt sich die Frage vielleicht einfach, weil sie mit der Wildnis nicht vertraut sind. Die meisten haben zumindest ein beiläufiges Wissen über Sex, gehen aber nur gelegentlich nach draußen ins Freie und haben bisher noch nicht daran gedacht, beides zu verbinden.

Anmerkung: Das gilt besonders für Leute, deren Erfahrung mit der freien Natur sich auf Pfadfindertreffen und Familienausflüge mit Großzelt beschränken.

Für einige sind die Tage einer Wandertour damit ausgefüllt, das Zelt auf- und wieder abzubauen, von einem Platz zum anderen zu zotteln, Mahlzeiten vorzubereiten, irgendwie mit dem Wetter klarzukommen und die restliche Zeit mit möglichst vielen unerotischen Aktivitäten zu vertrödeln.

Wie auch immer, mit etwas Vorbereitung, dem Wohlwollen der flatterhaften Fortuna und der nötigen Entschlossenheit kann jeder ein bißchen Erotik in einen Wanderausflug einbringen. Man muß draußen nicht drauf verzichten!

Also, irgend jemand mußte dieses Buch einfach schreiben!

Historische Aspekte

Irgendwann, so ungefähr vor vier oder fünf Millionen Jahren, an einem oder zwei wilden Wochenenden, da fingen diese affenartigen Figuren, die man heute als "prä-human" bezeichnet, an abzukühlen, in einem fast wörtlichen Sinne.

Das heißt, ihnen wurde kalt, weil die Erde sich nach einem ziemlich heißen und aufregenden Anfang abkühlte. Sie mußten ihr luxuriöses Leben in den Baumwipfeln, die ihre Heimat gewesen waren, verlassen und zogen in den wärmeren Süden, in die weiten Savannen Afrikas.

Es erwies sich dort als verdammt mühselig und langsam, sich auf allen Vieren fortzubewegen. Alle anderen machten es aber auch so. Die prä-humanen Gehirne waren noch ziemlich klein und einigermaßen unkreativ.

Schließlich jedoch begann irgendwer, aufrecht zu gehen. Es kam gut an, und so wurden die Menschen Zweibeiner.

Vor der Zweibeinigkeit war die Aussicht auf die Körperteile anderer Leute eher begrenzt; ein vornübergebeugter Haufen von verfilzten Haaren und vielleicht ab und zu mal ein behaarter Hintern, das war alles.

Sex war nichts anderes als ein einmal im Jahr stattfindender Zwang des Instinkts, so wie bei Hunden, in wenigen Augenblicken vorbei und nicht halb so befriedigend wie die Entdeckung einer Banane oder einer Mango.

Die einzigen undeutlichen warmen Gefühle kamen nur direkt beim Kopulieren auf. Jetzt aber waren auf einmal jedermanns (und jederfraus...) Genitalien für alle sichtbar. Der Individualismus bekam damit eine wohl einzigartige Bedeutung. Diese neue Perspektive lockte die ersten, noch etwas primitiven, prickelnden Vorstellungen hervor.

Zu dem neuen visuellen Reiz der Zweibeingkeit kam noch die Tatsache, daß Arme und Hände, die vorher nur mit Auf-die Bäume-Klettern beschäftigt waren, jetzt jede Menge freie Zeit hatten. Und es gab ziemlich wenig, woran man sich in der afrikanischen Steppe klammern konnte. Außerdem war es nachts kalt, und die Temperatur hat eben einen starken Einfluß auf den Sex im Freien.

Eines Nachts, es war kalt, die Paarungszeit längst vorbei, da schlug einer dieser Neandertaler, wahrscheinlich ein Männchen (da Männchen weniger Körperfett haben und schneller auskühlen), einem anderen, wahrscheinlich einem Weibchen (da die ja viel interessantere Körperteile hatten), vor, sich mal außer der Reihe zu begatten.

Die Idee kam gut bei ihr an, und das ist bis heute so geblieben.

Etwas primitive Anmache: "Möchtest du von meiner Banane abbeißen?"

Es ist nur wenig bekannt über Freiluftsex in den nächsten paar Millionen Jahren. Eine der seltenen bedeutenden Ausgrabungen in Tansania, die kaum öffentlich bekannt geworden ist, enthüllte die Reste eines 14 Millionen Jahre alten primitiven Menschen.

Es handelte sich um das Grab eines hochrangigen "Rammlapithecus", das die vollständige Mumie eines männlichen Exemplars enthielt, welches von relativ kleiner Statur, aber mit einem beeindruckend kräftigen Körperteil, den man gemeiniglich mit Sex assoziiert, versehen war.

"Rammli" wurde mit mehreren Weibchen begraben, alle mit einem seltsamen Grinsen im Gesicht. Knochenanalysen ergaben, daß "Rammli" an Erschöpfung gestorben war. Die Todesursache der Weibchen fand man nicht heraus.

Anmerkung: Diese Entdeckung brachte in der wissenschaftlichen Fachwelt die Frage nach der Glaubwürdigkeit der beliebten weiblichen Versicherung, daß Größe keine Rolle spiele, auf.

Da sich die menschliche Spezies offensichtlich im Laufe der Geschichte fortgepflanzt hat, und da es eine schwerwiegende wissenschaftliche Tatsache ist, daß sie das auch heute noch tut, und da das Leben in Behausungen außerdem wohl doch eine Erfindung neueren Datums ist, folgern viele "S-Experten", daß die Geschichte des menschlichen "Freiluftsex" äußerst umfangreich und reichhaltig gewesen sein muß.

Lassen Sie uns die Fakten sichten: Archäologen haben viele künstlerische und konkret pornographische Darstellungen des menschlichen Liebesspiels gefunden. Diese Entdeckungen sind eigentlich alle in früheren Zentren der Zivilisation - sprich Städten - gemacht worden, mit Ausnahme einiger geschmackloser, unüberzeugender Höhlenzeichnungen hier und da.

Vielleicht war Sex im Freien damals einfach zu gefährlich, um zu einer gebräuchlichen Alltagserscheinung zu werden. Vielleicht war die Gefahr, sich der rauhen Umwelt auszusetzen und sich einem potentiellen Feind gegenüber buchstäblich bloßzustellen, viel zu groß bei Liebe unter freiem Himmel. Diese Gefahren lauern auch heute noch!

Das Leben steckt voller Unsicherheiten, und genau die haben die Recherche für dieses Buch so interessant gemacht.

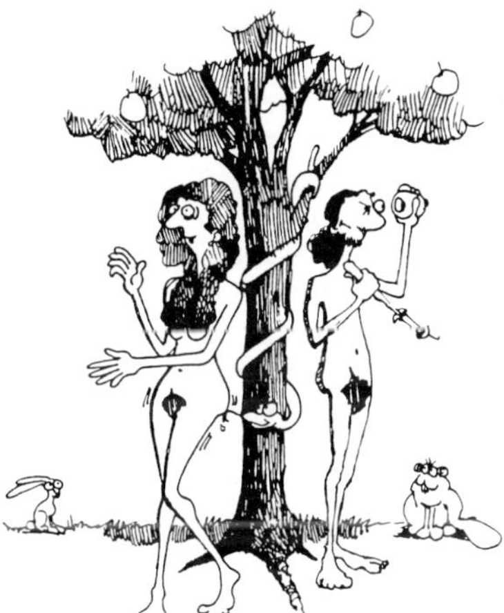

Sex gab es schon immer... Was Pflanzen betraf, so benutzten Buchverfasser wagemutig Begriffe, die schon an botanische Pornographie grenzten, solche wie "Kolben" oder "Stempel", bei Tieren jedoch, respektive beim Menschen, zogen sie sozusagen den Schwanz ein und sagten "Geschlechtsorgane".

Wenn dieses Buch von Charles Dickens geschrieben worden wäre, hätte es wahrscheinlich den Titel "Über die Zusammenkunft von Geschlechtsorganen in der freien Natur". Zweifellos wäre es dann auch ein Bestseller geworden...

Warum überhaupt Outdoor-Sex?

Immer mehr Leute streben nach einer engeren Beziehung zur guten alten Erde, die alles Leben hervorgebracht hat (und Sex ist, nur mal so zur Erinnerung, das Vorspiel zum Leben). Möchtegern-Aussteiger begreifen instinktiv, daß die Menschheit sich zu weit von ihren Wurzeln entfernt hat. Millionen von Naturfreunden versuchen, diesen Trend umzukehren, indem sie ihre Freizeit, ihre Wochenenden und ausgedehnte Urlaube im Grünen verbringen.

Dieser Prozeß der Wiedervereinigung mit Mutter Natur hat zur Folge, daß Dinge, die man normalerweise drinnen so treibt, nun ganz selbstverständlich auch im Freien stattfinden.

Sex im Freien sollte eigentlich außergewöhnlich normal sein. Das heißt, normalerweise sollte Sex im Freien außergewöhnlich sein! Der entscheidende Punkt ist: Seit Sex als normal angesehen wird, sollte auch Sex im Freien als normal betrachtet werden. Es ist höchste Zeit, den Sex unter seiner Decke hervorzuziehen und zurück ins Freie zu bringen, wo er hingehört!

Die Einheit mit der Natur

Sex ist eine ganz fabelhafte Sache. Besonders fabelhaft kann Sex im Freien sein, wenn er als Ausdruck der Einheit mit der Natur betrachtet wird, als der vielleicht schönste Ausdruck.

Fast jede andere Spezies dieser Erde tut "es" in der natürlichen Umgebung, d.h. im Freien, und einige von ihnen tun es gerade jetzt irgendwo, in genau dem Moment, in dem Sie dieses spinnerte Buch darüber lesen.

Wenn Sie wirklich ihre aktive Zugehörigkeit zu der Brüder- und Schwesternschaft der Tierwelt (und auch der Pflanzenwelt) wieder zur Geltung bringen wollen, dann sollten Sie ihre - wenn man so will - "Paarungsaktivitäten" nach draußen verlegen.

Wenn Sie "es" beim nächstenmal draußen tun, betrachten Sie diesen Akt als zeremonielles Ritual, als eine Vereinigung mit der Natur! Fühlen Sie den Rhythmus des Universums durch die rhythmische Bewegung Ihres individuellen "Rock 'n' Roll" mit der Natur (vielleicht liegt Ihnen ja auch Tango, Calypso oder, nicht zu vergessen, der Bolero)! Spüren Sie durch die Kraft Ihres emotionalen Hochs die Bande, mit denen Sie mit dem ganzen Kosmos verbunden sind!

Ja, laben Sie sich durch Ihrer beider Zusammentreffen am fruchtbaren Kontinuum allen Lebens (selbst wenn Sie sich entschlossen haben, Ihre eigene Fruchtbarkeit ein wenig zurückzustecken...)!

Die Einheit zu Zweit

Da es für zwei Individuen kaum möglich ist, sich körperlich näher zu kommen als durch Sex, gibt es logischerweise keinen größeren Ausdruck der Einheit von zwei Leuten als Sex. Wenn Sie also schon allein dadurch, daß Sie ein Schäferstündchen im Freien halten, das Gefühl von universellem Rhythmus, kosmischen Banden und so 'nem Zeugs haben, dann wird dieses verdoppelte Einheitsgefühl Ihnen neue Dimensionen eröffnen. Natürlich kann gewöhnlicher Stubensex genauso ausdrucksstark sein - aber die Aussicht ist bei weitem nicht so toll...

Ökologische Sensibilität

Für diejenigen, die zunehmend zu dem Bewußtsein gelangen, daß die Menschheit eine destruktive Kraft in unserem empfindlichen Ökosystem ist, und deren Betroffenheit zu dem innigen Wunsch nach der Erhaltung der bedrohten Umwelt geführt hat, könnte der Gedanke hilfreich sein, daß Sex im Freien auf eindrucksvolle Weise ökologische Sensibilität demonstriert.

In der Tat ist die Liebe in der freien Natur vielleicht die ökologisch sanfteste Aktivität, die man in unberührten Biotopen betreiben kann.

Trotz manchmal geäußerter gegenteiliger Behauptungen von Müsli-Randgruppen sind diese bisher den Beweis dafür schuldig geblieben, daß Outdoor-Sex in irgendeiner Weise zum sauren Regen beiträgt.

Es ist auch kein nachteiliger Effekt auf die Ozonschicht bekannt.

Keine andere Spezies wurde jemals durch menschlichen Outdoor-Sex auch nur gefährdet, geschweige denn ausgerottet, obwohl einige doch zugegebenermaßen ein wenig in Verlegenheit gebracht wurden... (Fordern Sie beim WWF die Liste peinlich berührter Tierarten an).

Wenn man Ort und Technik sorgsam auswählt und ein paar wesentliche Grundregeln beachtet, können langfristige Veränderungen des Klimas und das Ansteigen des Meeresspiegels verhindert werden, und auch die Entstehung von giftigen Abfällen kann man dadurch ausschalten (☞ Etikette). Denken Sie daran: Jeder kann etwas tun!

Eine neue Dimension

Stadtneurotiker finden diese Leute, die freiwillig in der Wildnis herumwandern, meist irgendwie mysteriös und faszinierend.

Wenn Sie einerseits zu den Wildniswanderern gehören, und andererseits Ihrem langweiligen Liebesleben eine dringend notwendige Image-Aufbesserung verpassen wollen, sei Ihnen folgendes gesagt: Es gibt möglicherweise Zigtausende von potentiellen Partnern in den Städten, die von Ihrer geheimnisvollen Aura (von der Sie selbst bisher gar nichts wußten) schlichtweg begeistert sein werden!

Dieselbe Person, die hinter Ihrem Rücken die Augen verdreht, wenn Sie diese öden, durchschaubaren Großstadt-Anmachen abliefern, kann geradezu entzückt sein bei der Vorstellung von einer Mondscheinwanderung auf Ihren "Hausberg". Irgendwie löst das eine ganz andere Reaktion aus als ein Vorschlag zu einem mitternächtlichen Spaziergang im Stadtpark... und das auch noch ohne Taschenlampe.

Anmache, die man sich merken sollte: "Wie wär's, wenn wir am Wochenende ins Naturschutzgebiet 'rübergehen, Doris?"

Outdoor-Sex kann ebenso Ihrem eigentlich ganz brauchbaren, aber schwierig aufrecht zu erhaltenden Image eine neue Dimension verschaffen. Für diejenigen, die viel Energie dafür aufbringen, an einem großartigen Image ihres Liebeslebens herumzubasteln, besteht immer die Gefahr, daß ihnen das Material ausgeht.

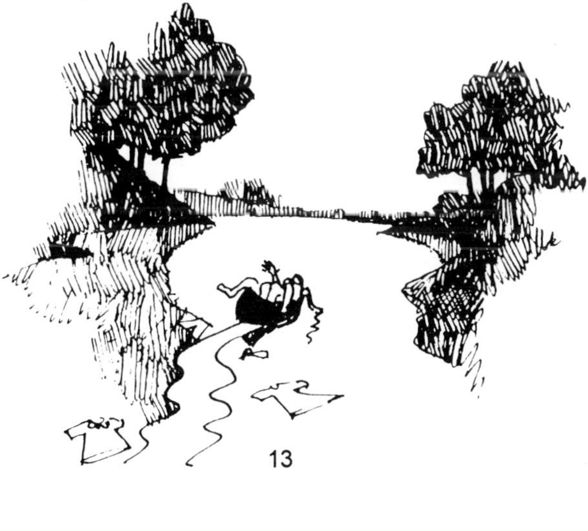

Sie können eben Ihren Mitreisenden in der Straßenbahn oder im Bus nur so viele Varianten Ihrer urbanen sexuellen Erfahrungen erzählen, bis diese anfangen zu gähnen.

Liebesszenen auf der freien Wildbahn dagegen sind künstlerisch nahezu unbegrenzt ausschlachtbar und bieten außerdem eine Sphäre des Exotischen und/oder Primitiven.

Auch ein nur mittelmäßig begabter Geschichtenerzähler kann aus dem Wildnis-Ambiente großen Nutzen ziehen. Wie viele Leute wissen schließlich, wie weit es den nächsten Berg 'rauf ist?

Als Therapie

Die großen Probleme unserer Zeit sind anscheinend: 1. ständiger Zeitmangel, 2. die vorhandene Zeit am besten zu nutzen und 3. in dieser kurzen Zeitspanne möglichst viel Erfolg zu haben und alles zu erreichen.

Dieser Zeitdruck verursacht Magenbeschwerden, Unzufriedenheit, Einsamkeit und im Extremfall sogar einen Haufen von Psychosen. Aber was für ein tolles Team könnten Sex und die Natur sein, wenn es darum geht, Streß abzubauen!

Oja, die heilende Kraft der Natur, kombiniert mit der heilenden Kraft des Liebesakts! Hier könnten Sie die ultimative therapeutische Wirkung entdecken! Zwar wollen einige konservative Zweifler herausgefunden haben, daß diese Kombination nur selten funktioniert, aber es ist doch einen Versuch wert, Leute!

Anmache, die man sich merken sollte: "Laß uns 'raus in den Naturschutzpark gehen, Schatz, da können wir beide ein bißchen Streß abbauen..."

Vorbereitung

Spontaneität ist wohl die größte Quelle der Freude. Aber es gibt auch nichts besseres als eine kleine wohlgeplante Spontanaktion, um den "Wald- und Wiesensex" noch angenehmer zu gestalten. Denken Sie immer an die vier "V"s: Vorbereitung verhindert völliges Versagen.

Merke: Die Vorbereitung kann sich als fast ebenso wertvoll erweisen wie das Vorspiel.

Ausrüstung

Beim Vorbereiten der meisten Wandertouren bedeutet richtig zu packen leichtgewichtig zu packen. Wer will schon kostbare Energie damit verschwenden, zu viel Gepäck mit sich herumzuschleppen?

Ausrede, die man verhindern sollte: "Nicht heute abend, Conrad, ich bin einfach zu müde!"

Tip: Wählen Sie einen kleinen Rucksack. Wenn er voll ist, ist das ein deutliches Zeichen dafür, daß Sie genug Zeug eingepackt haben.

Die Verteilung der Ausrüstung auf beide Partner ist sehr wichtig, da Lastentragen an sich schon von ganz eigener Bedeutung ist. Vom Tragen müde Schultern zu massieren führt nämlich oft zum Massieren von interessanteren Körperteilen...

Die Regel des leichtgewichtigen Packens kann ruhig außer acht gelassen werden, wenn man Boots- und Kanutouren plant, aber vergessen Sie nicht: Nach einem Tag lang Paddeln brauchen die Schultern bestimmt eine Massage.

Anmache, die Sie sich merken sollten: "Ich hab' mal einen Massagekurs mitgemacht."

Das Zelt

Vieles spricht für eine Nacht unterm schlichten Sternenhimmel, wenn die Umweltbedingungen es zulassen. Trotzdem sollten Sie die Zivilisation nicht ohne ein Zelt verlassen! Es bietet Sicherheit, schützt vor Wind, Regen, Schnee, Sonne, Kälte, Insekten, Spinnen und anderen wilden Tieren, und natürlich vor Spannern. Eine Laterne erfüllt das dünnwandige Schlafzimmer mit einem sanften, romantischen Schimmer. Ein gut plaziertes Lagerfeuer flackert gar romantisch durch das bunte Nylon. Also nehmen Sie besser ein Zelt mit.

Suchen Sie eins aus, daß sich leicht und schnell aufbauen läßt. Üben sie das Aufbauen am besten schon zu Hause, um Frust zu vermeiden, falls es mal ziemlich spontan zugehen sollte. Wie vernichtend ist es, wenn die Stimmung flöten geht, weil man nicht in der Lage ist, den richtigen Stab in die passende Röhre zu stecken.

Aber egal wie einfach das Aufbauen ist - bitten Sie auf jeden Fall um Hilfe. Ein Zelt aufzubauen ist eine gemeinsame Erfahrung, die zur subtilen Basis für eine spätere, entschieden intimere Erfahrung werden könnte.

Freistehende Zelte sind augenscheinlich die beste Alternative. Sie können fast überall aufgestellt werden und haben keine straffen Leinen, über die Sie stolpern könnten, wenn Sie mal für Königstiger müssen.

Anmerkung: Ein vollautomatisches Zelt wäre eine tolle Sache, ebenso wie eine selbst-aufblasende Luftmatratze. Unglaublich vorteilhaft, sollten Sie einen plötzlichen Einfall haben!

Und nehmen Sie kein zu kleines! Es sollte viel Platz zum Herumwälzen und -turnen vorhanden sein. Bei der Auswahl eines Zeltes sollten Lieblingsstellungen berücksichtigt werden.

Wer will sich schon durch schnöden Platzmangel in irgendeiner Weise einschränken müssen?

Einmannzelte sind in jedem Fall unakzeptabel. Für ☞ Gruppensex sind größere Militärzelte prima geeignet.

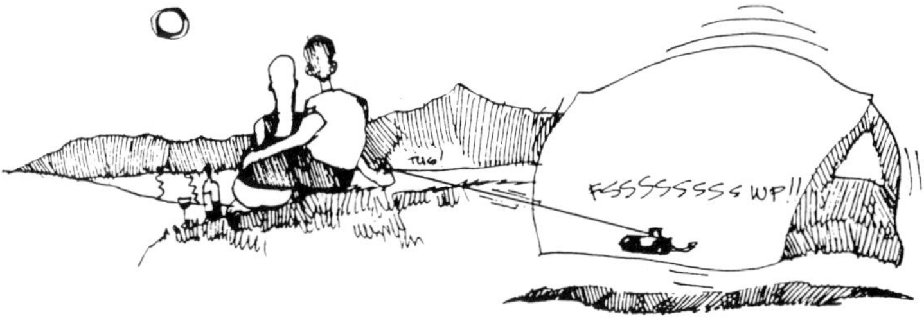

Schlafsäcke

Wer immer die Schlafsäcke, die sich per Reißverschluß miteinander koppeln lassen, erfunden hat, sollte für den Outdoor-Nobelpreis nominiert werden! Und wer auch immer eine Tour ohne die passenden Schlafsäcke startet, ist selbst dran schuld, wenn er nie eine tolle sexuelle Erfahrung machen wird.

Abservierung, die man vermeiden sollte: "Luise, die kalte Zugluft törnt mich ab!"

Für die, die es noch immer nicht wissen: Der Raum in zwei zusammengezippten Schlafsäcken ist größer als die Summe des Volumens zweier einzelner Schlafsäcke.

Abservierung, die man vermeiden kann: "Das geht nicht, Uwe, es ist einfach zu eng!"

In manchen Fällen muß man mit ein bißchen Kreativität nachhelfen, um in solchen Schlafsäcken zu landen: "Okay, du bringst den Wein mit und ich die Schlafsäcke."

Oder: "Stell dir vor, ich habe zwei Schlafsäcke zu Weihnachten bekommen! Wir könnten doch die nehmen, dann kannst du deinen alten zu Hause lassen."

Anmache, die Sie sich merken sollten: "Ich glaube, dir wäre wärmer, wenn wir uns zusammenkuscheln."

Die Wärmespeicherkapazität sollte der Jahreszeit angemessen sein, aber nicht zu sehr. Wenn Sie ein paar heiße Momente erwarten, entscheiden Sie sich für einen Schlafsack mit etwas weniger Speicherkapazität, als für die erwartete Lufttemperatur nötig wäre.

Luftmatratze

Die richtige Wahl der Unterlage ist fast genauso entscheidend wie die der Schlafsäcke. Standard-Luftmatratzen sind einfach zu riskant! Sie können im entscheidenden Augenblick Luft lassen oder schlimmer, sie können platzen und damit jede Aussicht auf Bequemlichkeit zunichte machen. Für altmodische Naturfreunde sind Schaumstoffunterlagen geeignet.

Ganz up-to-date sind dagegen die sich selbst aufblasenden Unterlagen, die zu einer sicheren Spielwiese werden und prima isolieren. Außerdem sind sie als Kombi-Modelle erhältlich...

Wer wirklich ausgefuchst ist, hat immer eine dritte Unterlage dabei und läßt dafür irgendetwas weniger wichtiges zu Hause, z.B. Proviant. Diese dritte Unterlage dient zu zwei Zwecken: 1. Sie kann den Zwischenraum im Zelt ausfüllen, wenn man sich viel herumwälzt, und 2. sie kann hinzugezogen werden, wenn Druckpunkte entstehen, z.B. unter den Hüften, und sorgt zudem für ein extra Quantum an Wärme und Bequemlichkeit.

Anmerkung: Es gibt Sicherheits-Fanatiker, die sogar vier Unterlagen mitnehmen.

Absage, die man vermeiden sollte: "Entschuldige, Renate... ich finde einfach keine bequeme Position!"

Mal abgesehen von den Bezeichnungen "Schlaf"sack und "Schlaf"matte - ob man nun tatsächlich schläft oder nicht, ist eine völlig andere Geschichte.

Kleidung

Früher bestand Outdoor-Kleidung ausschließlich aus Naturfasern und kamen in tristen grau-braunen Matschfarben daher. Heutzutage wird die Kleidung in erster Linie aus langen Mineralöl-Molekülketten hergestellt, mit Farben, die mit langen Wortketten beschrieben werden, z.B. Brasilianisches Regenwaldgrün, Polarblau-metallic, Amazonaspapageienorange oder Malaysia-Tigeraugengelb.

Für Outdoorsex-Fans war früher entscheidend, daß man/frau 1. ausreichend vor Kälte geschützt war, und 2. daß man das Zeug schnell genug wieder loswerden konnte, wenn man nicht mehr vor Kälte geschützt sein wollte.

Anmerkung: Wenn die Dinge sich entwickeln und Ihr Partner fängt an, Sie auszuziehen, so sollte Ihre Kleidung dabei zwar eine Herausforderung, aber kein Hindernis darstellen.

Obwohl dies immer noch wichtige Aspekte sind, ist heute die entscheidende Frage: Sehe ich gut aus? Das ist durchaus nicht inkonsequent gedacht, wenn Sie die Aufmerksamkeit eines potentiellen Partners erregen wollen. Bei vielen Spezies, insbesondere aber beim Menschen, ist es der Bestaussehendste, der den Partner erobert.

Unsicherheit entsteht allerdings, wenn der Kunde die Kleidung passend zur geplanten Outdoor-Aktivität wählen soll. Wenn nämlich der Verkäufer fragt: "Einen Fleece-Pulli? Zum Wandern, Mountain Biking, Skilaufen, Kanu- oder Kajakfahren oder für eine Anmache in der Innenstadt?"

Ein Korb, den man sich nicht holen muß: "Ich mag dich ja, Martin. Aber deine fuchsiafarbenen GoreTex-Shorts beißen sich mit der roten Microfaser-Unterhose!"

Glücklicherweise hat sich der anerkannte Dress für den Nahkampf an sich mit der Zeit kaum geändert.

Proviant

Ein gutes Essen ist traditionell die Einleitung zum Sex. Ein paar Fragen vor der Tour über die Vorlieben der angepeilten Person sind angebracht, aber es gibt doch ein paar Richtlinien:

1. Wählen Sie zumindest Nahrungsmittel, die gesinnungsmäßig einwandfrei sind. Stellen Sie sich vor, Sie öffnen eine Dose Thunfisch für jemand, der dabei sofort an im Schleppnetz verendete Delphine denkt! Den Abend können Sie vergessen.

2. Wählen Sie Nahrungsmittel, die als Aphrodisiakum gelten, z.B. Austern, Spargel, Bananen, Tomaten, Kirschen, Kirschtomaten, Fisch (besonders Aal), Eier und grüne Smarties. Würzen Sie alles scharf, außer den Smarties.

Anmerkung: Mit dem Essen zu spielen hat Ihnen zwar Ihre Mutter verboten, es ist aber ein toller Trick, um das Eis zu brechen, z.B. das Verstecken von Kirschen.

3. Essen Sie bloß nicht zuviel!

Abservierung, die man vermeiden sollte: "Ich kann nicht, Tina, ich bin einfach zu voll!"

4. Nehmen Sie solche Nahrungsmittel mit, die Sie von Ihrem Partner abschlecken (lassen) können, z.B. Marmelade, Honig, Sirup, Schlagsahne, Schmalz oder Leberwurst (für ausgesprochene Fleischesser).

Abservierung, die man vermeiden sollte: "Huch, Kurt, ich bin so kitzlig".

5.: Trinken Sie nicht zu viel Alkohol! Ein Becher Wein steigert das Interesse und die Stimmung. Zuviel Feuerwasser und vorbei ist's mit dem Feuer!

Anmerkung: Es gibt ein paar Anzeichen dafür, ob Sie zu viel Alkohol intus haben:

1. Wenn Sie sich z.B. nicht erinnern können, ob Ihr Partner einen Orgasmus gehabt hat oder nicht, haben Sie vielleicht zu viel getrunken.

2. Wenn Sie sich nicht erinnern können, ob Sie selbst das große "Oh" hatten oder nicht, haben Sie ganz eindeutig zu viel getrunken.

3. Wenn Sie sich nicht erinnern können, wie Ihr Partner heißt, haben Sie bei weitem zu viel getrunken.

4. Wenn Sie sich nicht erinnern können, wie Sie heißen, sollten Sie einen Arzt konsultieren - und zwar möglichst schnell.

5. Wenn Sie gar das Interesse an Sex verloren haben, sind Sie ein abgeklärter Alkoholiker.

Übrigens: Göbeln ist auch ein schlechtes Zeichen und zeugt von schlechtem Benimm.

Improvisation
Die einzige Grenze ist die Grenze der Phantasie.

1. Keine Hütte in Sicht? Kriechen Sie unter einen Überhang oder in eine Höhle.

2. Keine Unterlage dabei? Bauen Sie ein Laubbett oder nehmen Sie Ihre Klamotten.

3. Nichts zu Essen? Tun Sie's hungrig.

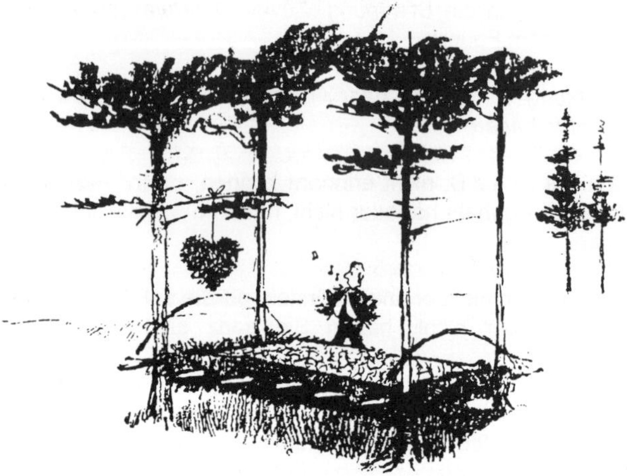

Dem Geiste unserer germanischen Vorväter und -mütter folgend, die die Römer und die Wildnis herausgefordert und besiegt haben und die bestimmt auch Sex hatten - denn wie hätten sie sonst Väter und Mütter werden können? - lassen Sie sich von ein paar fehlenden Annehmlichkeiten nicht abhalten. Wo ein Wille ist, ist auch ein Weg!

Miserable Ausrede: "Oh nein, ich habe den ... vergessen!"

Spielzeug

Hier sind lediglich persönliche Vorlieben ausschlaggebend, aber denken Sie daran, die Fähigkeit zur Improvisation ist das beste Zeichen dafür, daß Sie wirklich im Outdoor-Sex bewandert sind. Pflanzenöl z.B. kann man sehr vielseitig verwenden.

Körperliche Fitneß

Viele Leute verbringen Stunden damit, die richtige Ausrüstung auszusuchen und einzupacken, und vergessen dabei, daß das wichtigste Stück der Ausrüstung für Sex im Freien aus Fleisch und Blut besteht.

Wie für jedes andere Outdoor-Abenteuer auch, braucht Ihr Körper Training für Wildnis-Sex. Mangelnde körperliche Vorbereitung könnte dazu führen, daß Sie schlapp machen, bevor der Spaß richtig losgeht. Deutliche Anzeichen für mangelnde Fitneß sind...

1. ...wenn Sie vorgeben, lieber den Sonnenuntergang sehen zu wollen, obwohl Sie in Wirklichkeit nur zu schlapp sind, um auch nur ins Zelt zu kriechen, und

2. ...wenn Ihnen schon beim Ausziehen die Luft ausgeht. Wenn Sie das Bedürfnis haben, sich hinzulegen und auszuruhen, nachdem Sie Ihren Wagen geparkt und abgeschlossen haben, dann sind Sie höchstwahrscheinlich in weniger guter Verfassung.

Konditionstraining

Alle kreislaufstärkenden Übungen, z.B. Walking, Joggen, Schwimmen, Radfahren etc. sind als Ausdauertraining für Outdoor-Sex gut geeignet. Diese Sportarten verschaffen Ihnen einen langen Atem. Das Atemanhalten während der Übungen ist übrigens eine prima Vorbereitung auf sehr verzögerte Liebesvarianten.

Krafttraining

Ein paar Liegestütze mehrmals pro Woche werden Sie für gewisse Situationen beim Outdoor-Sex in Form bringen, wie z.B. fürs Schütteln des Partners, damit er/sie endlich aufwacht.

Einige Leute halten spezielle Muskelaufbauübungen für wertvoll. Drücken Sie z.B. einen Medizinball zwischen Ihren Schenkeln, bis Sie in der Lage sind, ihn platzen zu lassen, oder schälen Sie eine Banane nur mit den Lippen und der Zunge. Aber übertreiben Sie's nicht!

Beweglichkeitsübungen

Jeder sollte in der Lage sein, sich vornüber zu beugen und seine Zehen zu berühren, oder wenigstens die Knie, um die nötige Beweglichkeit zu erhalten, die sonst beim Sex Muskelzerrungen, Krämpfe und Bänderdehnungen vorbeugt.

Außerdem erlaubt sie Ihnen, neue aufregende Dinge zu tun! Ermutigen Sie deshalb auch unbedingt Ihren Partner, sich fit zu halten.

Geistige Fitneß

Viele Leute haben die Tatsache aus den Augen verloren, daß Körper und Geist eine Einheit bilden. Sie können Ihren Körper fithalten, soviel Sie wollen - wenn der Geist nicht mitspielt, nützt Ihnen das gar nichts. Gebet und Meditation sind traditionelle Methoden, um den Geist in Form zu halten.

Neuere Methoden sind Psychotherapie, Selbsthypnose, bioenergetische Autosuggestion und Kräutertees.

Anmerkung: Sex findet zuerst im Kopf statt.

Ausgefallene Techniken für ausgefallene Orte

Wenn es hart zur Sache geht, gehen intelligente Menschen woanders hin - wo es nicht so hart ist. Einer der wichtigsten Gründe für das Überleben der menschlichen Gattung jedoch ist wahrscheinlich ihre Fähigkeit, mit jeder Situation fertig zu werden, wenn es keine Alternative gibt. Dieses Kapitel ist eine Hommage an die menschliche Anpassungsfähigkeit.

Wer versucht, es an einem ungewöhnlichen Ort zu tun, tut das aus einem offensichtlichen Grund: Natürlich wegen der Möglichkeit, mit dieser Heldentat, die er trotz unüberwindlicher Schwierigkeiten und unter extrem feindlichen Bedingungen vollbracht hat, anzugeben!

Vertikal-Sex in der Wand

Für die, die das Vertikale lieben - geklemmte Finger, verhedderte Beine, unmögliche Bewegungsabläufe ohne Seil und doppelten Boden - wird der Begriff des "Safer Sex" eine ganz neue Bedeutung erhalten.

Zunächst ist, wie bei allen Outdoor-Unternehmungen, die Wahl der Partner der erste Schritt zum Erfolg. Der Bergsteiger muß einen geeigneten Partner finden, der die Führung übernimmt bzw. sich führen läßt. Wozu sind schließlich hochfliegende Gedanken an Sex gut, wenn zwischen Ihnen und dem Objekt Ihrer Begierde 50 Meter 11-mm-Perlon liegen?

Abservierung, die man vermeiden sollte: "Tut mir leid, Jan, bei diesem Neigungswinkel kann ich's nicht!"

Als nächstes muß sich der Bergsteiger des guten Zustandes der Ausrüstung versichern und die Sicherheit der Verankerungen überprüfen. Dann befestigen Sie eines dieser hübschen kleinen Nylon-Schlafzimmer zum Schutz der Privatsphäre, das natürlich den ganzen Tag griffbereit in einer Transporttasche am Ende des Seils gehangen hat. Selbst wenn die Aussicht phantastisch ist, sollten Sie sie am besten ignorieren.

Der nächste Bewegungsablauf ist der Knackpunkt - raus aus den Gurten, raus aus den Klamotten, wieder rein in die Gurte, ohne sich in den verfrühten (aber zweifellos spektakulären) Tod zu stürzen.

Bevor Sie zur Sache kommen, stellen Sie sicher, daß Sie beide mit Seilen abgesichert sind, deren Länge der nun folgenden Aktivität angemessen ist. Hoffentlich tragen Sie beide Gurte, die Ihnen nicht allzu sehr im Weg sind! Vorheriges Üben zu Hause an einer Flur- oder Wohnzimmerwand wird dringend angeraten!

Einleitung, die Sie sich merken sollten: "Keine Sorge, ich hab' das schon mal gemacht!"

Da ich persönlich leider unter Höhenangst leide, mußte ich mich auf Berichte von Freunden stützen, die einen besseren Gleichgewichtssinn und weniger Schiß haben.

Meine Lieblingsgeschichte ist die von der El Capitan's-Wand im Yosemite Nationalpark, wo eine bekannte Bergsteigerin in Angriff genommen wurde. Mitten im Nahkampf, erzählte sie später, schnallte sie sich ihre Beingurte ab, und durch eine Gewichtsverlagerung rutschte ihr Hüftgurt bis 'rauf zu den Achseln. Ihre Brüste nahmen nach ihren Angaben alarmierende Formen an, hielten aber aus.

Ich kann mich nicht erinnern, ob die beiden es noch bis zum Gipfel geschafft haben...

Horizontale für Risikobereite

Für diejenigen, die nicht bis zur Bettzeit warten können, oder der Ansicht sind, daß der Nervenkitzel jedes Risiko rechtfertige, bieten sich einige interessante Plätze für Outdoor-Sex an. Klippenränder sind dafür einigermaßen geeignet; man nimmt eben mit, was man kriegen kann! Diskretion ist wie immer zu empfehlen.

Vermeiden Sie Ermahnungen wie: "Winfried, Dein Haken sitzt nicht richtig".

Ein Korb, den man akzeptieren sollte: "Eleonore, wenn wir das hier vermasseln, gehen wir 'drauf!"

Eine Freundin hat mir erzählt, daß sie in einem Überschwang von Spontaneität, neun Monate vor der Geburt ihres Kindes, ein Abenteuer auf einem Klippenrand hatte. Dabei ragten diverse Extremitäten über den Abgrund hinaus, ein wahrlich schwebend-erhebendes Gefühl.

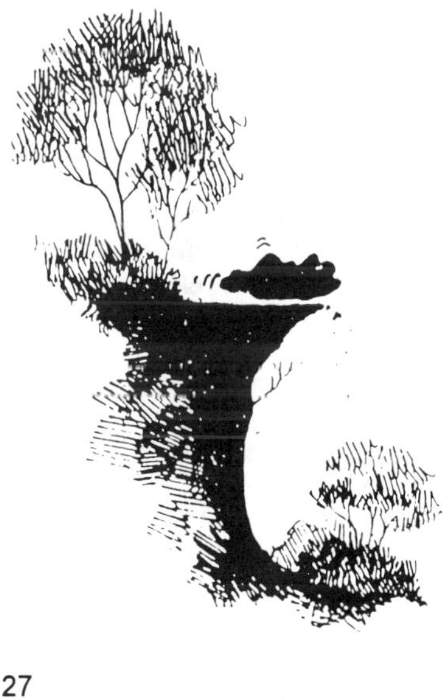

Unter der Erde

Eine Höhle ist ein gut geeigneter und schön privater Ort.

Trotzdem gibt es nur wenige, die ihn nutzen. Höhlen bieten Gelegenheit zu einigen Abenteuern - die Stille, die eindrucksvollen Echos, das Winden durch enge Gänge bringt Sie auf neckische Gedanken, und niemand außer Ihnen beiden ist da.

Höhlen haben aber auch ein paar Nachteile. Sie sind kalt, feucht, schmutzig und ziemlich dunkel.

Geflüsterte Sprüche wie "Ich habe keine Angst vorm Dunkel, sondern vor dem, was sich im Dunkeln verbirgt," törnen die Partnerin allerdings nicht an.

Ein bequemes, trockenes Lager, eine Thermoskanne mit heißem Irish Coffee und die passende Beleuchtung sorgen für das richtige Ambiente für ein ungewöhnliches Liebeserlebnis.

Eine unmögliche Ausrede wäre: "Ich wußte, du bist irgendwo da unten, Elsie-Maus, aber ich konnte dich nicht finden!"

Genauso wie gegen Höhe habe ich gewisse Vorbehalte gegen Höhlen. Irgendwie finde ich diese Leute unheimlich, die sich freiwillig unter die Erde begeben, bevor sie tot sind.

Stromschnellen

Sind Sie jemals in einem Schlauchboot auf Stromschnellen mit dem Schwierigkeitsgrad III oder IV entlanggeschaukelt, immer Ausschau haltend, wie die anderen neopren-bekleideten Rafter es machen?

Kennen Sie das Kribbeln, das die Sonnenwärme in Ihren schwarzen Hosen hervorruft? Und haben Sie sich jemals gefragt, wie es wäre, dieses aufregende Gefühl mit jemandem zu teilen? Wie in einem Wasserbett, nur wesentlich aufregender und bewegter! Hier einige Tips:

1. Lassen Sie Fluß Fluß sein, aber behalten Sie Ihre Schwimmweste an.

2. Probieren Sie es nicht ohne einen dritten, verständnisvollen Begleiter aus, der willens und fähig ist, die Kontrolle über das Boot allein zu übernehmen.

3. Tragen Sie Ihren Teil dazu bei, daß das Boot nicht umschlägt, indem Sie sich bemühen, mit dem Steuermann zu kooperieren, und stürzen Sie sich so in die Wellen. Sie wollen doch nicht irgendwo im Schilf oder an den Felsen landen?

Vermeiden Sie die miserable Ausrede: "Jürgen, aber ich kann doch nicht schwimmen!"

Zum erstenmal habe ich so ein Spezial-Rafting an der Isar gesehen. Die strahlende Julisonne stand am tiefblauen bayerischen Himmel. Es war ein großes Schlauchboot, und einige verständnisvolle Begleiter ließen kein Auge von diesem Schauspiel.

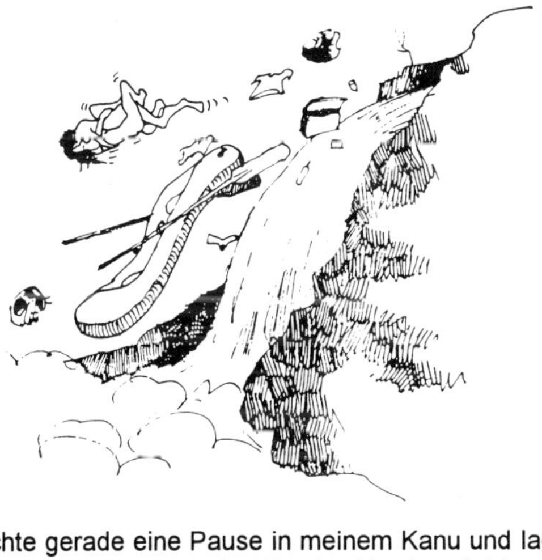

Ich machte gerade eine Pause in meinem Kanu und lag ausgestreckt auf einer weißen Sandbank. Als das Schlauchboot vorbeikam, wurde mir bewußt, was ich sah - bis sie zu weit flußabwärts waren, als daß ich durch mein Fernglas noch Details hätte erkennen können.

Schlüpfrigkeiten im Sumpf

In ausgedehnten morastigen Gebieten kann man tagelange Wanderungen in der Nähe von Wasserwegen machen, quer durch Regionen ohne einen Quadratmeter festen Bodens unter den Füßen.

Nur Kanus sind klein und wendig genug, um als annehmbare, aber reichlich wacklige Basis zum Übernachten zu dienen. Man lernt schnell, wie man körperliche Abfälle loswird, während man sich sanft auf dem Bug wiegt, wie man auf dem Gaskocher kocht, während man sich sanft auf der Ruderbank wiegt, und wie man andere, befriedigendere Dinge tut, während man sich sanft wiegt. Dazu einige Tips:

1. Bringen Sie überflüssiges und störendes Gepäck in einer wasserdichten Tasche unter, binden Sie diese an ein Seil und lassen Sie sie neben dem Kanu schwimmen.

2. Wippeln Sie nicht so 'rum und achten Sie darauf, Ihre Körperschwerpunkte niedrig zu halten.

3. Planen Sie Positionswechsel schon im voraus. Kanus sind naturgemäß kippelige Fahrzeuge.

Ich erinnere mich an eine Nacht in Florida... der Mond war fast voll, eine sanfte Brise hielt die Moskitos fern und trug den betörenden Duft von Schilf und Palmen herüber, das Zwitschern der Nachtvögel und das knurrende Bellen von Krokodilen...

Ich wünschte, ich könnte mehr sagen, aber das ist alles, woran ich mich erinnern kann.

Ich war allein. Ich wünschte, ich könnte jetzt mit Heldentaten angeben, vollbracht trotz unüberwindlicher Hindernisse und unter schwierigsten Bedingungen...

Gefahren

Unterkühlung

Unterkühlung gehört heutzutage verständlicherweise zu den größten Risiken für die Gesundheit und Sicherheit von Outdoor-Sex-Fans. Sie gilt auch als die größte Abschreckung vom Outdoor-Sex. Vorsorge ist also überaus wichtig!

Abservierung, die man vermeiden sollte: "Desirrreee! Es ist zu kalt!"

Unterkühlungsprophylaxe

1. Der Unterschlupf: Höhlen dienen heute wie schon in grauer Vorzeit als Schutz. In einigen Gegenden (z.B. in Nordfriesland) sind sie jedoch sehr rar, aber Zelte sind ein sehr guter Ersatz (☞ Vorbereitung). Am besten sichern Sie sich Ihren Unterschlupf, bevor Sie den nächsten Schritt zur Vorbeugung angehen.

2. Treibstoff für den Körper: Ein nettes Dinner für zwei ist in Ordnung. Kohlenhydrate, schmackhaft gewürzt, verbrennen leichter und versorgen die Teilnehmer schneller mit Energie und Wärme. Wenn diese Mahlzeit am Lagerfeuer zubereitet werden kann, ist das noch besser als Vorbeugungsmaßnahme.

3. Flüssiger Brennstoff: Obwohl Wasser ein gängiges Getränk ist, sollte man den prophylaktischen Effekt von Wein nicht übersehen. Erstens sorgt die aufheiternde Wirkung des Alkohols dafür, daß das menschliche Gehirn die Kälte nicht mehr so stark wahrnimmt. Zweitens verursacht Alkohol eine Gefäßerweiterung, wodurch sich die Haut erwärmt und rötet. Die gut durchblutete Haut sorgt für den Wärmetransport im Körper und erhöht überdies die Sensibilität für Berührungen.

Ein exzessiver Genuß von Alkohol ist allerdings nicht zu empfehlen, da Trunkenheit zu Unfähigkeit führen kann.

Anmache, die Sie sich merken sollten: "Nur ein kleines Gläschen, Susi. Das ist gut gegen Unterkühlung!"

Anmerkung: Natürlich funktioniert das auch mit anderen Formen von Alkohol. Wenn Sie Gewicht einsparen wollen, empfiehlt sich Southern Comfort.

4. Kleidung: Sie sollte locker sitzen und in großzügigen Mengen vorhanden sein. Ersteres, damit Sie sie schnell und problemlos loswerden können, so daß Sie der Kälte nicht zu lange ausgesetzt sind... Letzteres, weil man sie prima als Isolierung über und unter legen kann.

5. Geschwindigkeit: Hohes Tempo ist als vorbeugende Maßnahme eher kritisch zu betrachten. Aus zwei Gründen: Einerseits kostet zu große Anstrengung wertvolle Energie und erschöpft Sie zu sehr, um mit der Wärmeproduktion weitermachen zu können.

Andererseits kommen Sie durch hektisches und übertriebenes Tempo ins Schwitzen, und das führt bekanntlich schnell zu Unterkühlung.

Behandlung von Unterkühlung

1. Aktives Äußeres Aufwärmen (AAA oder auch Schmuse-Technik genannt). Für eine optimale Behandlung sollten beide Beteiligten nackt sein. Möglichst viel Haut der normaltemperierten Person sollte dabei mit möglichst viel Haut der unterkühlten Person in Kontakt kommen. Denken Sie daran, daß ein Becher Wein den Haut-zu-Haut-Wärmeaustausch steigern kann.

Beide Personen sollten so gut wie möglich vor der kalten Luft isoliert sein. Achten Sie darauf, daß das Isolationsmaterial keine Löcher aufweist oder gar Kältebrücken vorhanden sind. Wenn dafür vorteilhafterweise kombinierbare Schlafsäcke verwendet werden - desto besser.

2. Intensives Inneres Aufwärmen (IIA, manchmal auch als Kopulations-Technik bezeichnet). Folgen Sie den Empfehlungen für AAA und fügen Sie intensiven Sex hinzu.

Dabei müssen Sie den Patienten wegen des STUP (Sexual-thermodynamisches Umkehrungs-Phänomen), das physiologisch gesehen besagt, daß es leichter ist, eine Person abzukühlen als aufzuwärmen, solange kein Sex hinzukommt, sorgfältig beobachten.

Dann aber ist es einfacher, eine Person aufzuwärmen als abzukühlen. Im Falle einer thermodynamisch instabilen Person kann dieser Aufwärmungsprozeß extreme Hitze erzeugen, die durchaus problematisch werden könnte.

Eine langsame, graduelle Steigerung bis zum Höhepunkt ist deshalb stärkstens anzuraten.

Frostbeulen

Anders als bei Unterkühlung, bei der der gesamte Körper erkaltet, entstehen Frostbeulen nur an bestimmten Körperstellen. Beim Sex passiert sowas nur, weil man mit den Gedanken woanders ist. Sie treten meistens an den Zehen auf, die sich irgendwie aus dem Schlafsack gemogelt haben, oder am Hintern (aus demselben Grund).

Anmerkung: Der Ausdruck "Ich hab' mir den Hintern abgefroren" ist ein Originalzitat eines Liebesabenteuers in Colorado, wo Captain Gunnisons Truppen im Jahre 1853 gleichzeitig auf extreme Winterverhältnisse und freundliche Indianerinnen stießen.

Auch andere Körperpartien können betroffen sein, besonders wenn man erschöpft einschläft und nur spärlich zugedeckt ist. Abgefrorene Teile erkennt man daran, daß sie blaß und taub sind... im Gegensatz zum restlichen Körper.

Die Behandlung sollte als sofortiger und sanfter Haut-zu-Haut-Kontakt erfolgen.

Erfolgversprechende Anmache, die man sich merken sollte: "Das sieht mir ganz nach Frostbeulen aus, Elisabeth".

Überhitzung

Obwohl das Risiko gering ist, ist unter Experten allgemein bekannt, daß bestimmte anfällige Menschen zu heiß (hyper-thermisch) beim Outdoor-Sex werden können. Besonders riskant ist es für solche Leute, die aus der Übung sind.

Wenn man der Hyperthermie vorbeugen will, sind bestimmte Umweltbedingungen zu meiden, als da wären: direktes Sonnenlicht sowie hohe Temperaturen einhergehend mit hoher Luftfeuchtigkeit.

So ist z.B. Florida tagsüber ein hochgradig riskantes Gebiet für Sex im Freien, weshalb es dort mehr Motelzimmer mit Klimaanlage gibt als Privathäuser. Überhitzung sollte als ernsthafte Bedrohung für das Liebesleben betrachtet werden und eine entsprechende Behandlung erfahren.

Behandlung von Überhitzung

Die einzig wirksame Methode ist das Abkühlen des Patienten. Nachdem man ihn an einen schattigen Ort gebracht hat, entfernt man die Kleidung vollständig, sofern das noch nicht geschehen ist.

Fächeln und Massieren sind wirksame Kühlmittel, besonders wenn die Haut des Patienten zuvor feucht geworden ist. Wenn Eis zu bekommen ist, reiben Sie es ihm/ihr sanft über die Haut, besonders an Körperbereichen, die selten mit Eis eingerieben werden.

Vorsicht ist geboten, damit der Patient nicht zu schnell heruntergekühlt wird, was bekanntlich zu Hitzeproduktion führt.

Sonnenbrand

Die Sonne bereitet mehr potentielle Probleme als nur Hitze - z.B. ultraviolette Strahlung. UV-Strahlen verursachen Sonnenbrand.

Dazu braucht es eine gewisse Zeit, so daß Ihr erstes Sonnensexerlebnis dadurch vielleicht noch nicht vermasselt wird. Wenn Sie jedoch einen mehrwöchigen Trip in den sonnigen Süden planen, werden Sie bestimmt Vorkehrungen gegen Sonnenbrand treffen müssen, da dieser bekanntlich dem Liebesleben abträglich ist. Vorkehrungen gegen SSB (Sex-Sonnenbrand) sind unter anderem:

1. Machen Sie es im Schatten. Das ist an vielen Seen und einigen Stränden möglich, besonders wenn Sie Ihren eigenen Schatten mitbringen, z.B. einen großen Schirm.

2. Schmieren Sie sich mit Sun-Blocker ein. Das Zeug läßt keine UV-Strahlung durch und beinhaltet Substanzen wie Zinkoxid (ZO), was den Vorteil hat, daß es einen ziemlich glitschig macht.

Warnung: Es gibt aber Leute, die es unvorteilhaft finden, glitschig zu sein.

Früher gab es ZO nur in weiß, inzwischen ist es aber auch in leuchtenden Farben zu haben.

Warnung: Es gibt Leute, die einen mit quietsch-grünem Zinkoxid beschmierten Körper abtörnend finden.

3. Verwenden Sie eine starke Sonnencreme. Sie erlaubt es Ihnen, sich der Sonne länger auszusetzen, ohne einen Sonnenbrand zu bekommen. Der Sex-Schutzfaktor (SSF) sagt Ihnen, um wieviel länger Sie Liebe in der Sonne machen können als

ohne Sonnencreme. Mit einer SSF-15-Creme z.B. können Sie glatt 15mal länger sonnengeschützten Spaß haben. Einige Sonnencremes lösen sich in Wasser und/oder Schweiß auf, also fragen Sie besser nach einer mit der Bezeichnung "Sexproof".

Höhenkrankheit

Es ist eine allgemein bekannte Tatsache, daß je weniger Sauerstoff zum Atmen vorhanden ist, desto höher man sich über dem Meeresspiegel befindet. Das ist die Ursache für Hypoxie, d.h. Sauerstoffmangel. Hypoxie hat eine direkte und eine indirekte Wirkung:

1. Es macht weniger Spaß - ein ernsthafter Aspekt, wenn man Höhensex plant.

2. Zusätzlich zur Spaßminderung zeigt sich die Höhenkrankheit auch an Symptomen wie Kopfschmerz, Brechreiz, Appetitlosigkeit, ungewöhnliche Erschöpfungszustände, Schlaflosigkeit (nicht unbedingt ein Problem) und Abgeschlafftheit (ein ernstes Problem).

Höhenkrankheitsprophylaxe

1. Akklimatisierung: Der wichtigste Faktor zur Vorbeugung von Höhenproblemen. Akklimatisierung ist ein Prozeß, bei dem der Körper sich anpaßt und so in die Lage versetzt wird, auch unter Sauerstoffmangel normal zu funktionieren. Obwohl es Wochen dauert, bis man sich vollständig akklimatisiert hat, sollte jeder schon nach ein paar Tagen relativ normale Funktionen haben.

Da die Toleranzgrenze für Anstrengungen unter diesen Bedingungen niedriger liegt, sollte man langsam beginnen... z.B. nur Küssen und Petting am ersten Tag. Denen, die jeden Tag an

Höhe gewinnen, z.B. Extrembergsteiger, sei dringend empfohlen, nicht höher zu klettern, als der Körper sich anpassen kann.

Es gibt eine Formel, mit der man berechnen kann, wie schnell man sicher hochkommt: Über 3.000 m ü.N.N. sollte man niemals in höherer Lage als 300 m über dem letzten Schlafplatz schlafen.

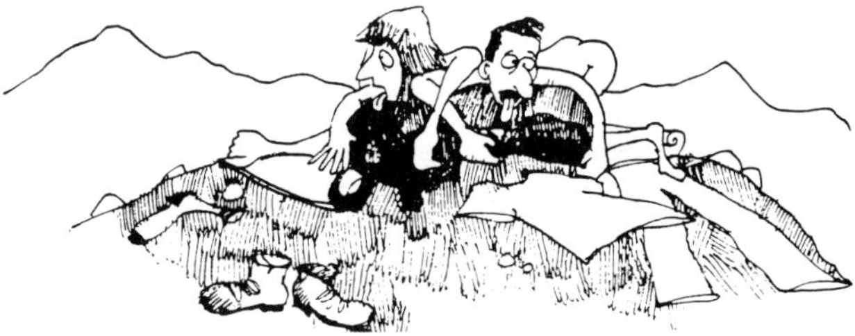

Das heißt nicht, daß Sie nicht mehr als 300 m am Tag zurücklegen dürfen, wenn Sie z.B. die Ausrüstung zu einem höhergelegenen Depot bringen müssen. Es bedeutet, daß Sie zum Schlafen wieder 'runter müssen.

Wie schon eine alte Bergsteigerweisheit sagt: "Hoch geklettert, tief gebrögelt."

Vermeidenswerte Abservierung: "Tut mir leid, Detlef, ich hab' echt Kopfschmerzen!"

2. Fitneß

Persönliche Fitneß beugt zwar nicht der Höhenkrankheit vor, sie steigert jedoch entscheidend die Fähigkeit zur Akklimatisierung. Wenn Sie vorhaben, sich intensiv dem Höhensex zu widmen, sollten Sie schon weiter unten trainieren.

Gute Anmache: "Ehrlich, Gisela, ich brauch' das als Training für meinen nächsten Aufstieg!"

3. Essen und Trinken
Viel trinken und essen beugt der Höhenkrankheit vor. Das kann man auch schon weiter unten trainieren.

Behandlung der Höhenkrankheit
Wenn ausgebrochen, bleibt nur eins: Steigen Sie ab (vom Berg - und auch sonst).

Phallischer Schock

Obwohl nicht verbreitet, gibt es wohldokumentierte Fälle von phallischem Schock, besonders in Höhenlagen, die man vor dem Sex in Betracht ziehen sollte. Beim phallischen Schock führt eine plötzliche Ansammlung von Blut im Penis zur Bewußtlosigkeit.

Behandlung: Legen Sie das Opfer auf den Rücken, die Füße höher als den Kopf, und vermeiden Sie das Berühren des guten Stücks.

Vorsorge: Versorgen Sie sich immer mit ausreichend Flüssigkeit und gehen Sie die Dinge ein wenig langsamer an. Fälle mit tragischem Ausgang sind selten.

Tiefenkrankheit

Wird gelegentlich auch als Ertrinken bezeichnet, ein Fall, der auftritt, wenn Leute, die dafür nicht vorbereitet sind, Sex im Wasser ausprobieren. Hier einige Vorschläge:

1. Üben Sie zuerst zu Hause in der Badewanne. Im Schwimmbad nur nach Feierabend - wenn Sie selbst der Bademeister sind.

2. Fliegen Sie für ein Outdoor-Erlebnis dieser Art ans Mittelmeer oder in die Karibik. Das Wasser ist warm (ein Plus) und Salzwasser trägt besser als Süßwasser (ein weiteres Plus).

3. Tragen Sie eine Schwimmweste oder eine Schnorchelausrüstung, besser noch eine Sauerstofflasche.

Vorkehrungen für Süßwasser-Sex

1. In flachen Gewässern lockt Sex bekanntermaßen Schmarotzer der nicht-menschlichen Art an. Deren Anwesenheit kehrt die Stimmung dramatisch ins Negative. Und jedes Gewässer, das von Enten und Schnecken bevölkert wird, bietet auch Lebensraum für Blutegel, die sich auf dem Grund in Enten- und Schneckendreck aufhalten.

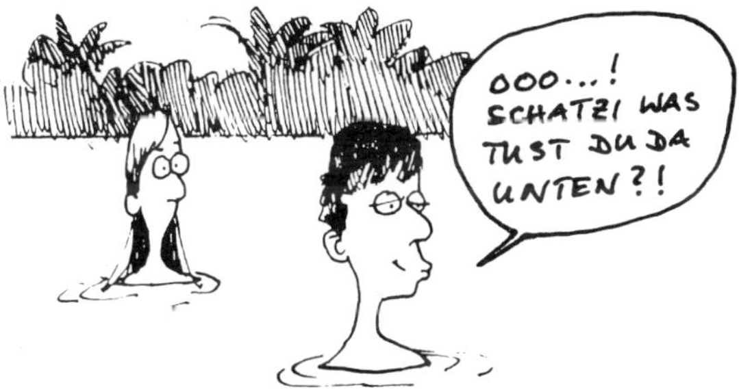

Das Herumtollen in flachem Wasser wühlt Blutegel auf und ermöglicht ihnen, sich auf der menschlichen Haut festzusetzen. Wenn Sie Ihren Süßwasser-Sex in tieferes Wasser verlegen, tauchen diese Probleme nicht auf.

2. Im Amazonas lebt ein winzige Lebewesen, das gern menschliche Harnröhren hinaufschwimmt und sich dort einnistet. Das funktioniert ungefähr wie bei einer Infrarot-Sucherrakete. Diesem Problem kann man ebenfalls im tiefen Wasser entgehen.

Anmerkung: Berichte aus Alaska geben Anlaß zu der Vermutung, daß Sex im Wasser auch mit speziellen Neopren-Anzügen möglich ist. Der Verdacht liegt allerdings nahe, daß das sehr umständlich ist.

Behandlung bei Ertrinken

Lange Mund-zu-Mund-Beatmung, verbunden mit einer Herzmassage. Die beste Wirkung wird erzielt, wenn sowohl Mund als auch Brust vollständig unbekleidet sind.

Die Mund-zu-Mund-Beatmung sollte man regelmäßig zu Hause wie auch im Freien üben. Auch Herzmassagen sollte man trainieren, aber tun Sie nur so als ob ... und vorsichtig!

Ungebetene Gäste und anderes gefährliche Getier

Insekten (z.B. Moskitos, Ameisen, Bienen, Wespen, Fliegen, Käfer, Wanzen und Kakerlaken)

Was sich fast jeder Freund des Outdoor-Sex wünscht, ist die Wahrung der Intimsphäre. Was Insekten generell ablehnen, ist die Wahrung der Intimsphäre! Außerdem sind während der Liebe im Freien viele empfindliche Körperteile den Insekten hilflos ausgesetzt.

Vermeiden Sie lustmindernde Fragen, wie "Alexander, bist du das, was da an meinem Bein 'rumkrabbelt?"

Alle Insekten haben drei Dinge gemeinsam: Sie haben einen dreigeteilten Körper, sie haben sechs Beine und - sie lieben es, Menschen zu belästigen. Viele Insekten spielen eine wichtige Rolle im Gleichgewicht der Natur, aber einige auch nicht, z.B. Mücken, Schnaken oder Moskitos.

Es gibt absolut keinen Grund für die Existenz von Moskitos. Moskitos haben mehr Outdoor-Sex zunichte gemacht als alle natürlichen Katastrophen zusammen.

Es gibt drei Wege, wie man den Kontakt mit Insekten verhindern kann:

1. Gehen Sie dorthin, wo es keine Insekten gibt. Das ist schwieriger und kostspieliger als man denkt, aber Trips an den Nord- oder Südpol sind in der letzten Zeit immer beliebter geworden. Vermutlich werden viele dieser Reisen auf der Suche nach unbehelligtem Outdoor-Sex unternommen (☞ Unterkühlung).

2. Achten Sie darauf, daß Ihr Zelt keine Risse hat und daß der Reißverschluß des Moskitonetzes vor dem Zelteingang funktioniert. Wenn Sie aus Versehen den Zelteingang zu lange offen gelassen haben, sollten Sie ihn besser so lange offen lassen, bis alle Moskitos hineingeflogen sind. Dann nichts wie raus aus dem Zelt und den Reißverschluß zu! So sind Sie allein zu zweit unterm Sternenzelt.

Anmerkung: Diese Methode erfordert ein perfektes Timing und wird im allgemeinen nur als zweitbeste Lösung angesehen.

3. Verwenden Sie ein Insektenschutzmittel. Das neueste auf dem Markt ist ein Produkt, das Permethrin enthält und das, wenn es sich in der Kleidung festsetzt, einfach jedes Insekt killt, das versucht, darin herumzukrabbeln. Das Insektizid ist für Menschen und Hunde unschädlich, sagen die Experten, aber das haben sie über DDT auch gesagt. Insektenabweisende Körperlotionen können auch Spaß machen, wenn man sie sanft einmassiert.

Anmache, die Sie sich merken sollten: "Laß keine Stelle aus, Liebling. Die Moskitos hier sind furchtbar!"

Spinnentiere (z.B. Spinnen, Skorpione, Zecken)
Anders als Insekten haben Spinnentiere acht Beine und mögen im allgemeinen keine Menschen. Selbst **Zecken** bevorzugen

Mäuse und Rotwild; sie docken nur bei Menschen an, wenn keine anderen Nahrungsquellen zur Verfügung stehen. Aber im Gegensatz zu den meisten Insekten verursachen ihre Stiche und Bisse manchmal ernsthafte Verletzungen, verheerende Krankheiten und sogar Todesfälle.

Spinnen gehen normalerweise nachts auf Beutezug. Häufen Sie im Dunkeln kein Feuerholz an, und laufen Sie draußen nicht ohne Schuhe (und Hose) herum. Eine Begegnung mit den Giftzähnen dieser Spinnen ist fast immer schmerzlos; der quälende Schmerz kommt erst ca. 20 Minuten später. Er hält sehr lang an und ruiniert auf sehr effektive Weise die Begegnung, auf die Sie eigentlich scharf waren. Todesfälle sind selten - aber es ist ratsam, einen Arzt aufzusuchen.

Männer allerdings werden von Schwarzen Witwen gern mal in die wertvollsten Teile gebissen, wenn sie eines dieser Plumps-Toilettenhäuschen aufsuchen, das zufällig von einer solchen Spinne zur Wohnstatt erkoren wurde. Diese bemitleidenswerten Opfer sollten in so einem Fall schnellstens einen Arzt aufsuchen. Eventuell sollten dem Patienten Schmerz- und Beruhigungsmittel verabreicht werden.

Skorpione scheuen ähnlich wie Spinnen meist das Tageslicht; Anti-Spinnen-Maßnahmen wirken auch bei ihnen. Skorpione beißen nicht, sie stechen mit dem Stachel an ihrem Hinterteil, das aussieht wie ein aufgerollter Schwanz. Der Stich eines Skorpions ist in jedem Fall und sofort schmerzhaft. Skorpionstiche ähneln einem Bienenstich, der Schmerz vergeht auch ziemlich schnell, besonders wenn die betroffene Stelle gekühlt wird. Dieser Schmerz kann zwar den Augenblick verderben, aber nicht unbedingt den ganzen Abend...

Zecken, die weltweit verbreitet sind, schleppen mehr Krankheiten mit sich herum als irgendwelche anderen Tiere (außer

Moskitos). Diese Krankheiten sind nicht übertragbar, solange die Biester nur auf der Haut herumkrabbeln. Dazu müssen sie schon ihren Kopf hineinbohren und Blut saugen: Fieber, Schüttelfrost, Übelkeit, schmerzende Stellen und Hautausschlag sind die Folge.

Wenn man schon festsitzende Zecken entdeckt, sollte man sie sofort entfernen. Die Methoden zur Entfernung von Zecken füllen Unmengen an medizinischen Fachbüchern, und die meisten haben eines gemeinsam - sie funktionieren nicht besonders. So macht z.B. das Erhitzen des Zeckenhinterteils mit einem Streichholz die Zecke sehr böse und bringt sie dazu, massenhaft Krankheitserreger abzusondern, bevor sie sich ausklinkt.

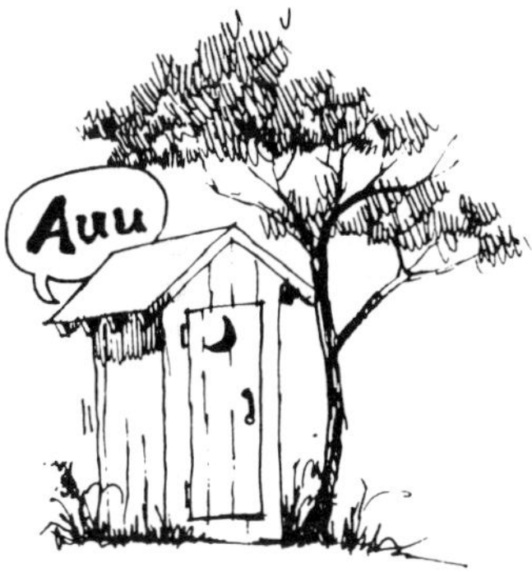

Eine Salbe über die Zecke zu schmieren bringt auch nichts, weil die Zecke viel Zeit zum Futtern hat, bevor sie Luft schnappen muß. Die Zecke zu packen und gegen den Uhrzeigersinn (oder mit dem Uhrzeigersinn?) herauszudrehen schraubt der Zecke sehr wirkungsvoll den Kopf ab, wodurch sie haufenweise Krankheitserreger im Körper des Patienten hinterläßt.

Das einzige was funktionieren soll: Nehmen Sie eine Pinzette und fassen Sie die Zecke damit direkt an der Haut des Patienten. Dann ziehen Sie sie langsam ganz gerade heraus.

Um alle Zecken vor einer möglichen Krankheitsübertragung zu entfernen, ist es notwendig, zwei- oder dreimal am Tag sorgfältige "Zeckenchecks" vorzunehmen. Zecken mögen am liebsten warme und feuchte Stellen, und das Absuchen der Haut nach Zecken hat schon, wie Sie sich vorstellen können, zu so manchen viel interessanteren Dingen geführt...

Anmache, die man sich merken sollte: "Du kannst da unten doch gar nichts sehen, Ulrike. Laß mich das 'mal machen!"

Reptilien (z.B. Schlangen und Echsen)
Alle Schlangen und die meisten großen Echsen sollten als gefährlich betrachtet werden, da sich viele Leute Verletzungen zuziehen, wenn sie vor ihnen flüchten. Vorsichtige Flucht ist übrigens die einzig angemessene Reaktion - allerdings sind nicht alle Schlangen giftig.

Reptilien sind nachtaktiv und begeben sich nur ins Sonnenlicht, um sich auszuruhen oder etwas für ihren Teint zu tun. Nebenbei, da Reptilien sich nicht auf den Rücken drehen können, sind sie immer blaß am Bauch. Wie Menschen auch, lassen sie sich nur sehr ungern beim Sonnenbaden stören.

Wenn Sie von einem giftigen Reptil gebissen worden sind, bleiben Sie ganz ruhig (haha), waschen Sie die Wunde und suchen Sie bei schnellster Gelegenheit einen Arzt auf.

Schneiden oder saugen Sie nicht an der Wunde herum, legen Sie keinen Druckverband an, keine Kühlpackung und lecken Sie auch nicht an Ihrer Autobatterie in der Absicht, das Gift elektrisch abzuleiten. Das alles funktioniert nicht und richtet eher noch größeren Schaden an.

Große Säugetiere (z.B. Löwen, Tiger und Bären)
Begegnungen mit wilden Tieren, besonders Fleischfressern, sollten besser vermieden werden. Bären z.B. neigen, wie auch so manche Liebespartner, zu abrupten und unvorhersehbaren Stimmungswechseln.

Wenn Sie angegriffen werden, ist Weglaufen nicht zu empfehlen. Im Vergleich zu anderen Spezies sind Menschen bemerkenswert langsam.

Ausnahme von der Bloß-nicht-weglaufen-Regel: Wenn Sie mit jemand unterwegs auf einem Outdoor-Trip sind, der langsamer ist als Sie, ist Fliehen eine Möglichkeit zu überleben.

Wenn Sie von einem Schwarzbären angegriffen werden, raten die Experten zum Gegenangriff. Sie können zwar nicht gewinnen, aber Sie entmutigen den Bären vielleicht ausreichend, um ein paar der wichtigsten Körperteile zu retten.

Beim Angriff eines Grizzly-Bären raten einige Experten, sich möglichst tot zu stellen. In den meisten Fällen brauchen Sie das nicht sehr lang zu machen, da Sie ziemlich schnell wirklich tot sind.

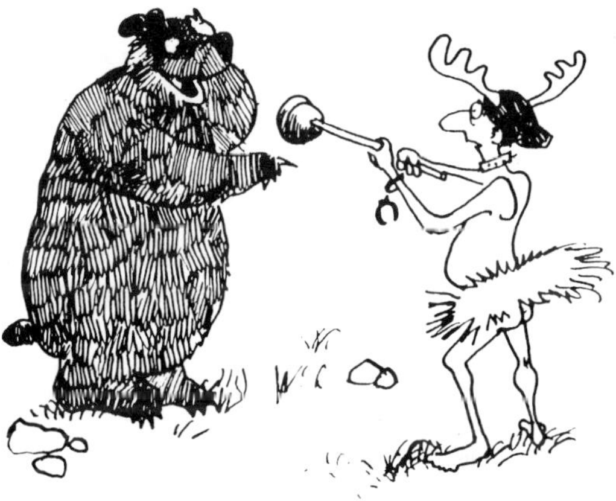

Vorsorge gegen den Tod durch Bären

1. Tragen Sie ein Gewehr oder eine Bazooka bei sich. Wenn Sie treffen, wird der Bär von der Bazooka tatsächlich aufgehalten. Mit dem Gewehr können Sie sich selbst die Kugel geben.

2. Nehmen Sie ein Bärenschutzmittel mit: Eine Spraydose mit einer brennenden Substanz, die dem Bären in den Augen und

im Maul beißt. Sprühen Sie sich damit ganz und gar ein, kurz bevor der Bär zubeißt.

3. Machen Sie viel Lärm, wenn Sie in einem Bären-Gebiet unterwegs sind. Wenn Ihnen beim Sex jemals nach Schreien war, dies ist eine gute Gelegenheit dazu.

4. Wenn Sie kampieren, hängen Sie alles Eßbare und was Bären sonst noch anlocken könnte, z.B. Erdnußbutter, Zahnpasta oder Gleitcreme mit Erdbeer-Aroma, hoch über dem Boden auf.

Das wird zwar den Bären nicht von dem Versuch abhalten, da 'ranzukommen, aber Erdnußbutter schmeckt eben besser als Mensch, und während der Bär auf den Baum klettert, können Sie verschwinden.

5. Als Alternative zu Nr. 4: Lassen Sie alles Eßbare auf dem Boden und hängen Sie Ihr Zelt zwischen zwei Bäume, mindestens 3 m über dem Boden. Dann ist Ihr Essen zwar weg, aber Sie können Luftaufnahmen von einem Bären machen. Bei schönem Wetter funktioniert das auch mit Hängematten.

6. Reisen Sie in Gruppen von vier oder mehr Personen. Bären glauben nämlich fälschlicherweise, sie könnten bei einem Angriff auf eine Gruppe von Menschen nicht gewinnen.

Wenn die Gruppe außerdem klug zusammengestellt ist, kann sie sich zu einer faszinierenden und etwas weniger gefährlichen Liaison mausern.

7. Frauen, die ihre Tage haben, sollten in der Mitte der Gruppe schlafen. Männer, die mit Frauen, die ihre Tage haben, reisen, sollten in der Mitte der Gruppe schlafen. Frauen, die mit Frauen, die ihre Tage haben, reisen, sollten in der Mitte der Gruppe schlafen. Jeder sollte ein großes Gewehr oder eine Bazooka dabeihaben.

Gefährliche Pflanzen

Viele Pflanzen sind für die üblen Streiche, die sie den Menschen spielen, bekannt. Im Laufe der Jahrhunderte hat der Sex im Freien eine gewissen Kontakt zwischen Menschen und Pflanzen hergestellt, der von Irritation bis Gefahr reicht.

Irritationen entstehen, wenn Pflanzenteile sich in Kleidung und Bettzeug einschmuggeln und so kratzige Unterbrechungen von ansonsten angenehmen Erlebnissen hervorrufen. Einige Pflanzen sind mehr als nur irritierend, z.B. die Brennessel.

Brennesseln wachsen auf feuchtem Boden, sehen weich und einladend aus, wiegen sich gar sanft in der Abendbrise, aber warten nur darauf, daß Sie sich an ihnen brennen.

Obwohl Pflanzen im allgemeinen keine wirkliche Gefahr darstellen, ist es wohl im Interesse aller Beteiligten, ein paar ihrer miesesten Tricks hier vorzustellen.

Giftiger Efeu z.B. nimmt gern die Form eines harmlosen grünen Blattes als Toilettenpapierersatz an. Wenn die Öle des Giftigen Efeus erstmal auf die Haut oder die Kleidung gekommen ist, können sie leicht von einer Person auf die andere übertragen werden.

Wenn Sie mit ihm in Berührung gekommen sind, waschen Sie sich sofort am ganzen Körper, auch den Körper Ihres Partners, all Ihre Kleidung und alles andere, was in Kontakt mit der Pflanze gekommen sein könnte. Wenn jemand nach dem Waschen beginnt, sich zu kratzen, bedeutet das, daß es schon zu spät dazu war.

Gute Einleitung: "Mein armer Schatz, laß mich dich kratzen!"

Tödlicher Nachtschatten, ein noch fieseres Gewächs, kommt mit seinen hellroten Früchten überall in Nordamerika vor und tut so, als wäre er eine harmlose Heidelbeere. Wer die

Beeren ißt, bekommt Bauchschmerzen und muß sich laufend übergeben.

Wie bei allen Scherzbolden sollte man beim Nachtschatten sehr vorsichtig sein. Noch bevor die Beeren reif sind, sammeln sie genug Gift an, um einen Erwachsenen zu töten. Wer die Blätter ißt, bekommt trockene Haut, Sehstörungen, Halluzinationen, Krämpfe und hohes Fieber.

Viele **Pilze** enthalten die Halluzinogene Psilocin und Psilocybin. Halluzinogenhaltige Pilze werden seit tausenden von Jahren als Aphrodisiakum genutzt und waren schon bei den alten Azteken als "Fleisch der Götter" bekannt.

Psilocybin ist mit LSD verwandt und wirkt sich z.T. so ähnlich auf das menschliche Gehirn aus: Es hebt die Stimmung und verfälscht die Sinneseindrücke. Das kann sehr nützlich sein, wenn Sie bei jemandem landen, mit dem es nicht so viel Spaß macht. Halluzinogene Pilze sind trotzdem eine heikle Angelegenheit:

Klimatische Probleme

Regen und Schnee

Ein gesundes Verständnis für und ein gehöriger Respekt vor dem Wetter kann der Liebe im Freien sehr hilfreich sein. Vor allem sollte man auf die Wolken achten. Wolken sind Ansammlungen von Wassertropfen, und wenn sich genug davon zusammengetan haben, fallen sie runter - entweder als Regen oder als Schnee. Beides kann Ihnen ein ziemlich feuchtes Erlebnis verschaffen.

Vielleicht sollten Sie ein großes Cape oder einen Poncho mitnehmen, natürlich so groß wie möglich. Capes waren mal sehr beliebt als Outdoor-Bekleidung, sind aber in den letzten Jahren etwas aus der Mode gekommen. Ein Cape ähnelt eher einem kleinen wasserfesten Zelt als einem Regenmantel. Obwohl es nur ein Loch für den Kopf hat, ist innen meist genug Platz für zwei. Außerdem hält es den Wind ab.

Gewitter

Die äußerste Steigerung von Wind und Wolken ist natürlich ein Gewittersturm. In wärmeren Monaten bringen Gewitter die größte klimatische Gefahr hervor - den Blitz. Ein Blitz ist eine massive Entladung von Elektrizität, die den Weg des geringsten Widerstandes geht und sich dafür das nächste Objekt aussucht, z.B. etwas Hohes, das einzeln im Freien steht. Er ist auf verschiedene Arten gefährlich:

1. Als **direkter Einschlag**, der das Opfer in einen verkohlten Pomm' Fritz verwandelt. Sex können Sie endgültig abschreiben.

Anmerkung: Experten nehmen an, daß ein direkter Einschlag einem weltrekordverdächtigen Orgasmus gleicht, was allerdings niemand je genau wissen wird.

2. Als **Querschläger** eines nahen Einschlags, wodurch das Opfer sich verbrennt oder getötet werden kann.

Anmerkung: Überlebende berichten in unterschiedlichen Varianten über solche Vorfälle, die die Annahme von Nr. 1 nicht bestätigen.

3. Als **Kriechstrom**, wobei die Elektrizität durch den Boden läuft, auf dem das Opfer steht. Entweder verursacht das nur ein Prickeln, oder es haut das Opfer glatt um.

Anmerkung: Bein-zu-Bein-Kriechstrom bietet theoretisch einige interessante Möglichkeiten für Leute, die mit Impotenz geschlagen sind. Bei Frankenstein hat es ja auch funktioniert, oder? Langweilige Kommitees für ethische Forschung haben weitere Untersuchungen auf diesem Gebiet unterbunden.

Ein Kontakt mit Blitzen während des Sex sollte vermieden werden. Sowas ist einfach unnötig, wenn Sie wissen was Sie tun, und es könnte fatale Auswirkungen haben. Man kann Blitzen auf unterschiedliche Weise aus dem Weg gehen:

1. Verlassen Sie Gipfel und Bergrücken (oder gehen Sie gar nicht erst rauf). Selbst ein kurzes Stück 'runterzulaufen kann Ihr Leben retten. Für eine Gipfeltour ist ein Gewitter nicht die günstigste Zeit.

2. Bleiben Sie weg von Gewässern.

3. Halten Sie sich von einzeln stehenden Bäumen fern. Baumgruppen sind okay, ein Wald ist relativ sicher.

4. Setzen Sie sich nicht in flache Höhlen oder unter kurze Überhänge. Tiefe Höhlen sind okay, wenn sie trocken sind, aber berühren Sie die Wände nicht. Auch die Decke und den Boden sollten Sie besser nicht berühren. Versuchen Sie sich doch mal im Schweben.

5. Gehen Sie nicht in die offene Landschaft, wo Sie die größte Erhebung in der Pampa sein könnten. Es nützt auch nichts, wenn Sie Ihren Partner auf die Schultern nehmen, der Blitz würde sowieso durch Sie beide hindurchgehen.

6. Touren Sie immer mit jemandem, der größer ist als Sie. Und lassen Sie ihn während des Gewitters nicht in Ihre Nähe.

Vorsicht ist angeraten, wenn jemand sagt: "Oh Alfred, mit dir prickelt es so schön!"

Wenn Sie in einem Gewitter festsitzen, gehen Sie in die Hocke. Kriechen Sie, wenn möglich, auf Ihre Schlafmatte, um die Leitfähigkeit zu mindern. Die Hocke ist eine Position im

Outdoor-Sex, die von Nomaden in der mongolischen Steppe entwickelt wurde, wo es häufig Gewitter gibt. Wenn Sie bei Ausbruch des Gewitters schon in Ihrem Zelt sind, gehen Sie dort in die Hocke.

Passende Anmache: "Stell' dich nicht so an, Annemarie, es ist nur zu deiner Sicherheit!"

Varianten

Animalismus

Glauben Sie nicht, daß Animalismus "Sex mit Tieren" bedeutet. Wir meinen damit vielmehr "Sex **wie** bei Tieren"!

"Animalischen" Sex gibt es offenbar schon seit sehr langer Zeit, als die Menschen noch Newcomer in der Tierwelt waren und andere Tiere beim Sex beobachteten - in der Absicht, von ihnen zu lernen.

Animalismus ist fast gänzlich auf die Nachahmung von Säugetieren, einschließlich einiger Reptilien, beschränkt. Das Nachahmen von Vögeln z.B., so naheliegend das auch klingt, ist einfach zu lächerlich, um es sich überhaupt auch nur vorzustellen.

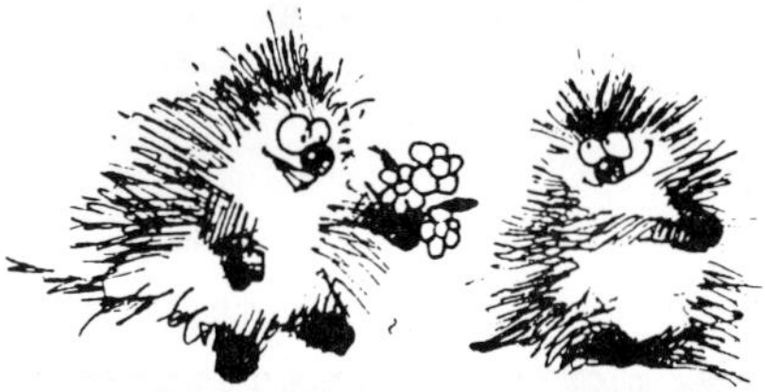

Zum einen sind Vögel nicht mit den gleichen körperlichen Voraussetzungen ausgestattet wie Menschen. Zum zweiten kopulieren viele Vogelarten im Fliegen, mitten in der Luft, und das ist auch noch ziemlich schnell vorbei. Noch langweiliger ist es bei Bienen, und wer immer auf den Gedanken gekommen ist, "die lieben Vöglein und die Bienen" mit Sex in Verbindung zu bringen, hatte schlichtweg keine Phantasie.

Anmerkung: Für Fallschirmspringer könnte Sex in der Luft durchaus praktikabel sein, wenn sie 1. schon in einer großen Höhe anfangen und 2. wenn sie sehr schnell sind. Es ist nicht bekannt, ob es schon mal jemand geschafft hat... geschweige denn auch nur den Versuch gestartet hat.

Wir würden es sehr begrüßen, wenn jemand, der Erfahrungen im Fallschirmsex hat, Kontakt mit den Autoren dieses Buches aufnehmen würde. Ein zweiter Band mit dem Titel "Sex in den Outdoors II" ist geplant. Namen werden wie immer vom Lektorat geändert. Vielen Dank.

Obwohl Unterwasser-Sex für Menschen durchaus praktikabel ist (☞ Spezielle Techniken), wäre es wohl kaum sinnvoll, das Liebesspiel der Fische nachzuahmen, da Fische sich dabei nicht mal berühren.

Hunde-Sex war wahrscheinlich eine der ersten Varianten, die vom Menschen kopiert wurden, da Hunde dabei mit hängender Zunge hecheln und irgendwie Spaß daran zu haben scheinen. Die meisten Leute betreiben ein bißchen Animalismus, aber meistens dauert es nicht lang, bis sie zu anderen Formen übergehen, da Tiere nicht sehr einfallsreich in dieser Hinsicht sind.

Voyeurismus

Voyeurismus ist auch eine nette Art von Perversität, dessen Variante des Outdoor-Voyeurismus einerseits manchmal zum Animalismus führen kann, andererseits eine Ergänzung zur ☞ Masturbation darstellt. Aber er kommt auch pur ganz gut.

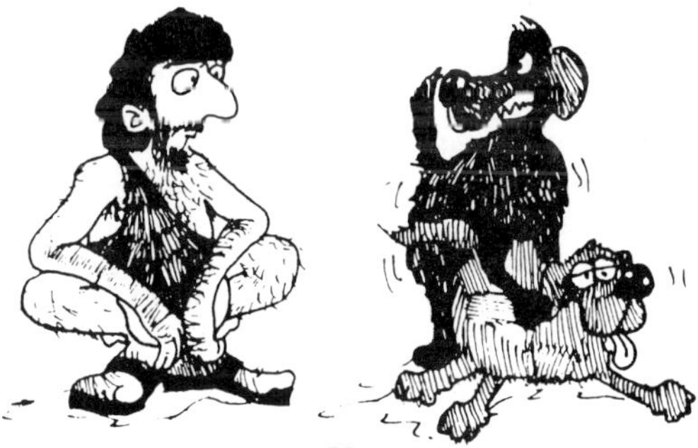

Des weiteren muß man zwischen Voyeurismus und dem Anschauen schmuddeliger Filme unterscheiden. Das Blättern im Playboy und der St.-Pauli-Zeitung am Zeitschriftenstand im Supermarkt sowie das Gucken von Softpornos qualifiziert einen noch nicht als Voyeur - dazu gehört schon, daß man es tatsächlich hautnah "live, in Farbe und bewegt" vor sich sieht.

Gesellschaftlich ist der Voyeurismus verpönt, besonders der, der in der Stadt praktiziert wird. Jeder der viel Zeit in der Natur verbringt, weiß, daß es fast unmöglich ist, im Freien nicht zum Voyeur zu werden - und diese Menschen sollten keine Komplexe bekommen, nur weil sie stehengeblieben sind und hingestarrt haben.

Wenn Sie beim Wandern oder Bootfahren zufällig über ein paar wilde Tiere stolpern, die gerade damit beschäftigt sind, ihre Art zu erhalten, und es ist Ihnen peinlich, dann drehen Sie sich um und tun so, als hätten Sie es nicht gesehen. Aber unterschätzen Sie nicht die inspirierende Wirkung des Voyeurismus.

Wenn Sie sich ein bißchen mehr Liberalität erlauben können, zeigen Sie hin und sagen Sie: "Na, sieh dir das an!" Liberalität kann eine lockere und entspannte Atmosphäre bei einem Outdoor-Trip herstellen - wer weiß, wozu das führt.

Anmache, die Sie sich merken sollten: "Mensch, Elli, was die Hunde da gemacht haben, das war schon was!"

Nur für den Fall, daß gerade nirgendwo Bisamratten oder Känguruhs herummachen, die Sie als Vorspiel zu anderen erotischen Begegnungen beäugen könnten: Ein wenig Recherche vorher wird Ihnen bestimmt helfen, diesen Mangel auszugleichen.

Während die Weinflasche am Lagerfeuer herumgeht, können Sie die Konversation beleben (und vielleicht ein paar Gedanken in die richtige Richtung lenken), indem Sie sich vorher ein paar Informationen besorgen und diese wie zufällig in die Unterhaltung einfließen lassen: "Ach übrigens, wußtet ihr, daß Gänse ihr Leben lang monogam bleiben? Enten dagegen, wenn es sie überkommt, eine Art Gruppensex veranstalten?"

Oder: "Hast du gewußt, daß Libellen es im Fliegen machen? Das Weibchen hängt dabei wie ein Trapezkünstler unter dem Männchen!"

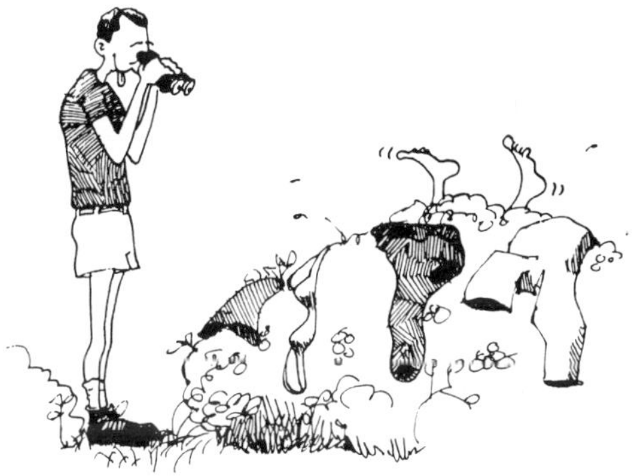

Anmerkung: Nur wenige haben das Glück, auf zwei oder auch mehr Menschen beim Sex im Freien zu stoßen. Wenn man wirklich Glück hat, bemerken sie den Voyeur nicht, und er oder sie kann sich das 'ne ganze Weile ansehen. Das sind dann ganz besondere Momente, und wenn man ganz viel Glück hat, kann man seine Geschichte sogar in einem einschlägigen Buch wie diesem gedruckt sehen.

Fesselspiele

Die Franzosen nennen es "ligottage", die Amerikaner sagen "bondage" - auf deutsch schlicht "fesseln". Es ist eine Variante, bei der der Partner vorm Sex gefesselt wird. Eine nützliche Sache aus alten eisgrauen Zeiten, als man noch häufig auf unwillige Partner traf und der Fortbestand der Art nicht gesichert war.

Heutzutage haben die Menschen schon genug für ihren Fortbestand getan, und Fesseltechniken sind zu einer abgedrehten Variante geworden.

Gruppensex

Wenn eine Gruppe in der Wildnis in erotische Abenteuer verwickelt wird, handelt es sich meist um eine Gruppe von Männern, obwohl auch immer mehr Frauen Geschmack an solchen Aktivitäten finden (was die starke Verbreitung von Outdoor-Trips "nur für Frauen" erklären könnte).

In etwas freizügigeren Outdoor-Kreisen nehmen bei Gelegenheit sowohl Männer als auch Frauen am Gruppensex teil. In den meisten Fällen beginnt Outdoor-Gruppensex am Lagerfeuer, wenn das Abendessen beendet ist, wenn alle müde sind, aber noch keine Lust haben, sich schlafen zu legen.

Eine Gruppensex-Szene läuft oft so ab: Der erste Sprecher beginnt mit: "Hey, habt ihr die kleine mit den Äpfeln gesehen, die uns auf dem Weg entgegengekommen ist, die in diesem winzigen gelben Bikini?"

Antwortet der zweite: "Mann, und ob! Auf dem Kissen würde ich gern ein Nickerchen machen..."

Worauf der dritte sagt: "Nickerchen? Machst du Witze? Ich würde lieber..."

Und so verläuft der Abend, bis sich jeder in seinen Schlafsack zurückzieht, zu fertig um weiterzumachen. Das ist allerdings nicht gerade eine hochrangige Form des Outdoor-Sex, jedoch zu häufig, um hier nicht erwähnt zu werden.

Bei seltenen Gelegenheiten geht Gruppensex aber auch über das verbale Stadium hinaus. In diesem Fall ist es von besonderer Wichtigkeit, die Sicherheit der Gruppe zu gewährleisten. Wie eine alte Outdoor-Weisheit sagt: Die Sicherheit aller ist wichtiger als die Sicherheit weniger.

Für aktiven Gruppensex im Freien sollte man folgendes beachten:

1. In kalter Umgebung sollten Sie das Rotationssystem der Bienen berücksichtigen. Im Winter wechseln Bienen laufend ihre Position im Schwarm, indem die aufgewärmten Bienen im Inneren mit den Bienen, die sich am kalten äußeren Rand befinden, die Plätze tauschen.

2. In heißen Gegenden sollten Sie das Rotationssystem umkehren, und vielleicht erklärt sich jemand bereit, in regelmäßigen Abständen einen Eimer kaltes Wasser über die Gruppe zu schütten.

3. Im Gebirge sollten Sie sorgfältig die Belastbarkeit der Seile prüfen, bevor Sie aufs Ganze gehen. Es ist dringend angeraten, ein Gruppenmitglied für das Seil-Management abzustellen, um Verfänglichkeiten zu verhindern, die andernfalls womöglich ein Leben lang dauern könnten.

4. Bei Wildwasserfloß- und Raftingtouren sind spezielle Anforderungen an die Tragfähigkeit zu beachten. Als Faustregel gilt: Kapazität des Bootes minus 2 für normalen Gruppensex, geteilt durch 2 für wirklich sportlichen Gruppensex. Je nach Gruppe können Sie abrunden, um eine runde Zahl zu erhalten. Runden Sie niemals auf!

5. Bei Meeres-Gruppensex ist es nötig, daß jeder eine Schwimmweste trägt. Empfehlenswert ist es, regelmäßig

abzuzählen, um sicherzugehen, daß niemand zwischendurch in dem Durcheinander abgetaucht ist: Die Verwendung eines Haischutzmittels ist freigestellt - aber anzuraten.

Masturbation

Masturbation, die Kunst, sich auch in der Wildnis selbst im Griff zu haben, wurde einst als ein Stück Urwissen betrachtet, ebenso wie das Feuermachen durch das Aneinanderreiben von Holzstäben, was zum Überleben notwendig war. Aber sie wird immer schneller zur vergessenen Kunst.

Traumatisch können erste Erlebnisse sein: "Als ich das erstemal Sex hatte, war ich sehr erschrocken. Ich war ganz alleine".

Heutzutage geraten die alten Handwerke durch die Etablierung von Vibratoren und Gleitcreme und die wachsende Vielfalt von Pornoheften und -filmen in Vergessenheit.

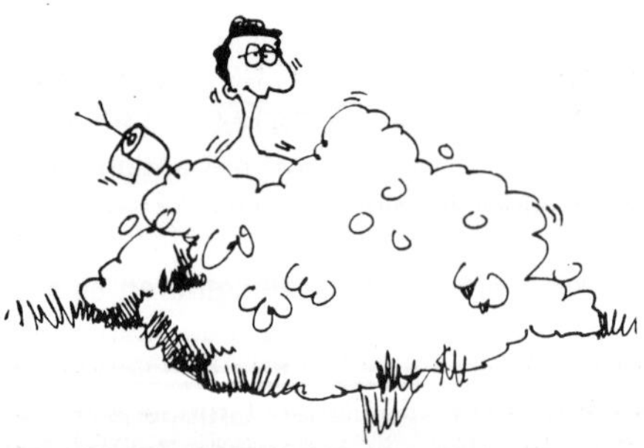

Vielleicht wird jedoch mit der modernen Zurück-zur-Natur-Bewegung und dem damit verbundenen Wiederaufleben des Interesses am Outdoor-Sex auch ein erneutes Interesse an der Erhaltung der guten alten Praktiken geben. Es bleibt zu hoffen.

Natürliche Hilfsmittel

Die Verwendung von Gegenständen, die man in natürlicher Umgebung findet, bei der Befriedigung eigener oder fremder sexueller Wünsche wird nur durch die Phantasie beschränkt - und ein paar Regeln. Was die Phantasie angeht, die ist ganz Ihnen überlassen, aber die Regeln lauten folgendermaßen:

1. Ihre Auswahl aus dem Angebot der Natur sollte die vorherige Zustimmung aller Beteiligten gefunden haben. Ob Sie's glauben oder nicht, es gibt Leute, die das Gefühl von glibschigen Salamandern auf nackter Haut nicht mögen.

2. Lebende Pflanzen akzeptieren eher die Rolle des erotischen Spielzeugs als lebende Tiere.

3. Es gibt weiche und es gibt harte Tannenzapfen. Es gibt kleine und es gibt große Zapfen. Seien Sie vorsichtig!

4. Mit Pilzen sollten Sie sich gut auskennen.

5. Venusfliegenfalle und stechende Pflanzen sind out - trotz ihrer oft vielversprechenden Namen.

6. Federn sind in, besonders wenn sie nicht mehr am Vogel festsitzen... es sei denn, es ist ein sehr attraktives Exemplar.

Seit Jahrhunderten werden Kräuter verwendet, um erotische Erlebnisse zu steigern. Wenn Sie in Mexiko oder im amerikanischen Südwesten wandern, halten Sie Ausschau nach Damiana, das für seine aphrodisierende Wirkung bekannt ist. Machen Sie ungefähr eine Stunde vorher einen starken Aufguß dieses Krauts, indem Sie die Blätter mindestens zehn Minuten ziehen lassen. Dann schlürfen Sie es Schluck für Schluck, bis Sie bereit zum Loslegen sind.

Outdoor-Sex-Etikette

Für die, die es vergessen haben: Gutes Benehmen bedeutet, sich auf eine bestimmte Weise zu verhalten, weil es netter ist, nicht weil man es muß. Gesetze z.B. schreiben vor, daß niemand Bambi umbringen darf, bis die Jagdsaison beginnt und man einen Jagdschein besitzt.

Etikette dagegen sagt z.B., daß niemand sein Zelt auf einer Blumenwiese aufstellen sollte, weil jemand anderes später vorbeikommen und enttäuscht über die ruinierten Blumen sein könnte.

Keine Spuren hinterlassen

Sex in der Wildnis kann ernstzunehmende Auswirkungen auf eine sonst unberührte Naturlandschaft haben. Zum ersten, bedenken Sie die optische Wirkung. Stellen Sie sich einmal die Fassungslosigkeit vor von jemandem, der nichtsahnend über einen Bergrücken gewandert kommt und dann das Naturwunder eines phantastischen Ausblicks von ein paar Leuten geschändet sieht, die mitten auf einer unschuldigen Almwiese kopulieren! Eklig!

Gehen Sie statt dessen ins Gebüsch oder hinter ein paar dicke Bäume, jedenfalls raus aus dem offenen Gelände und weit genug weg von Wegen. Oberhalb der Baumgrenze sollte man sich zwischen Felsblöcken verstecken. Selbst in der Sahara gibt es überall praktische kleine Überhänge, hinter denen sich schattige Verstecke verbergen - ansonsten gehen Sie hinter die nächste Düne.

Sich herumwälzen wirkt sich auch spürbar auf den Boden aus - zerstampftes Gras, festgetretene Erde etc. - und das ist ganz leicht zu vermeiden. Zwischen Bäumen ist der Boden mit einer dichten Lage von verwelkendem Zeug bedeckt, Blätter und Tannennadeln und so. Diese Lage ist weich, bequem und einfach wieder in Ordnung zu bringen.

In den Wäldern bieten sich moosige Stellen an. Strände und andere sandige Plätze sind auch gut geeignet. Manchmal, auch im Sommer, kann man sogar ein nettes Fleckchen mit Schnee in höher gelegenen Gegenden finden, das sind - sofern man genug Isolierungsmaterial bekommen kann - ausgezeichnete Plätze, die man ohne großen negativen Einfluß auf die Umwelt benutzen kann.

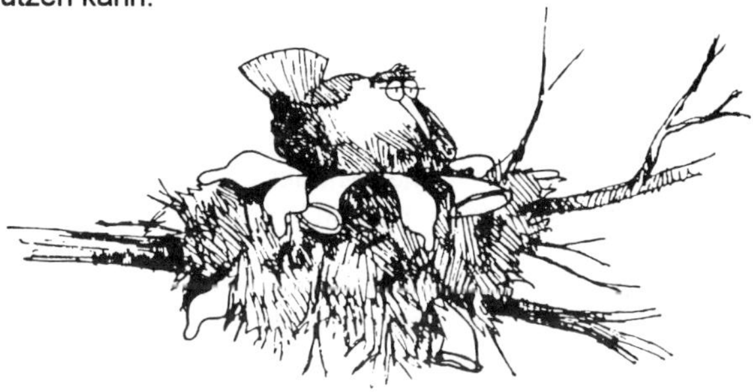

Lärm kann sich ebenfalls negativ auf die Umwelt auswirken. Schreie und Stöhnen werden besonders über Wasser und feuchte Moore weit getragen. Dieselben Geräusche zerstreuen sich schnell zwischen Bäumen. Kassettenrekorder sind schlichtweg unakzeptabel in der Wildnis. Wenn Sie unbedingt Musik dazu brauchen, summen Sie einfach.

Natürliche Wasserquellen müssen geschützt werden! Wenn Sie sich - vorher oder hinterher - waschen wollen, springen Sie in einen See oder waten Sie in einen Bach oder Fluß. Seife kann zwar Spaß machen, sollte aber nur weit von Quellen entfernt benutzt werden.

Die beste Art, Seife auf umweltschonende Weise zu verwenden, ist folgende: Jeder zieht seine Kleidung aus, macht sich im

See oder Fluß naß und füllt alle vorhandenen Behälter mit Wasser. Entfernen Sie sich dann ca. 100 m vom Gewässer. Jeder seift den anderen sehr gründlich ein, wobei man besonders auf schwierig zu erreichende Stellen achten sollte, und gießt dann das Wasser aus den Behältern übereinander. Sowas läuft meistens ziemlich geräuschvoll ab, so daß es besser wäre, Sie stünden zwischen irgendwelchen Bäumen - wo es weiches Laub gibt - und andere Leute Sie nicht sehen können.

Anmache, die Sie sich merken sollten: "Brigitte-Schatz, laß mich deinen Rücken schrubben!"

Müll ist eklig und sollte eingesammelt werden, bevor man die Liebeslaube verläßt. Überprüfen Sie sorgfältig, ob irgendetwas herumliegt, was Sie in einem Moment der Leidenschaft achtlos weggeworfen haben. Kondome können töten!

Ein Hochseevogel, der an den Strand gespült wird, nachdem er sich fatalerweise in einem gedankenlos abgeworfenen Sport-BH verfangen hat, ist wirklich ein trauriger Anblick! Wenn Sie einen solchen BH eingepackt haben, packen Sie ihn wieder aus.

Lockern Sie das Laub wieder auf, streichen Sie den Sand wieder glatt etc. Der Schlüssel zur minimalen Umweltbeschädigung lautet: Lassen Sie alles so aussehen, als wären Sie nie da gewesen.

Regeln für den Campingplatz

Nicht jeder ist scharf auf Outdoor-Sex weit draußen in der Wildnis. Wenn Sie einen Wohnwagen oder ein -mobil besitzen, lautet die einzige Benimmregel: die Gardinen geschlossen halten, die Tür abschließen, auf gute Stoßdämpfer achten oder die Stützen ausfahren.

Zeltcamper sollten den Geräuschpegel niedrig halten und die Zeltöffnung schließen. Allgemeine Regel: Seien Sie feinfühlig gegenüber den weniger Glücklichen! Besucher sollten vorher ans Zelt anklopfen.

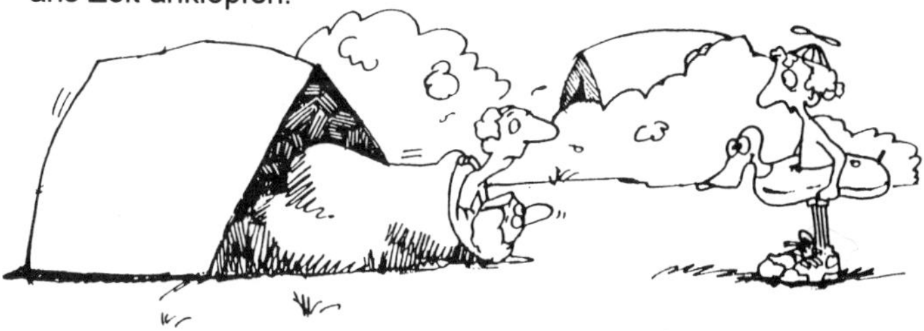

Und denken Sie an die Kinder, die so oft auf dem Campingplatz herumstromern. Stellen Sie sich vor, die würden etwas sehen, was sie besser nicht sehen sollten! Sie könnten in dem Glauben aufwachsen, Sex sei etwas ganz Normales!

Anmerkung: In Entwicklungsländern sind Zelte noch oft eine Neuheit, die Aufmerksamkeit erregt. Ich wachte einmal in einem Zelt im tiefsten Spanien auf und eine Menge kleiner brauner Augen starrten durch das Eingangsnetz. Auweia, waren wir froh, daß wir nur schliefen.

Weitere Anmerkung: Wenn Kinder in der Gruppe sind, mit der Sie unterwegs sind, sollten Sie 1. entweder auf Sex verzichten und/oder 2. ein Extra-Zelt für die Kinder mitnehmen.

Wenn die Kinder schon Teenager sind, oder was noch schlimmer wäre, wenn Sie sich bereit erklärt haben, auf einer Campingtour den Anstandswauwau für einen ganzen Haufen von Teenies zu machen, wäre es das Beste, wenn Sie ein Zelt für sich allein hätten. Bei Teenagern funktioniert die Bärenabwehr gut - besser als bei Bären. Aber stellen Sie sich nicht tot, die Kids geraten sonst völlig aus dem Häuschen.

Noch eine Anmerkung: Wenn Sie es vor lauter Begierde nach Ihrem Partner kaum noch aushalten können und Sie teilen zufällig Ihr Zelt mit einem anderen Pärchen, dann ist es Zeit für ein offenes Gespräch.

Aus einer ganzen Reihe von Gründen kann es durchaus nett sein, das Zelt mit einem anderen, interessierten Paar zu teilen. Trotzdem verlangt die Etikette, daß Sie das Thema auf's Tapet bringen, bevor es losgeht.

Richtlinien für Outdoor-Sex

Stimmung herstellen

Das Ambiente wird meist unterschätzt. Tun Sie, was Sie nur können, um eine Atmosphäre zu schaffen, die dem Schäferstündchen im Freien zuträglich ist, eine Stimmung bequemer Ruhe und angenehmer Intimität.

1. Machen Sie das Lagerfeuer frühzeitig, damit es zu einer knisternden Glut herunterbrennen kann. Benutzen Sie dafür harziges Holz, z.B. Kiefer und Fichte. Erle und Baumwolle stinken.

Anmerkung: Wenn Sie keine gute Figur haben, machen Sie das Feuer nicht zu nah am Zelt, damit es nicht zu hell wird.

2. Deponieren Sie den Wein zum Kühlen im Bach oder im See.

Anmerkung: Wenn kein Bach oder See in der Nähe ist, können Sie die Flasche auch in ein nasses T-Shirt wickeln. Durch die Verdunstung wird sie erstaunlich gut gekühlt.

3. Vielleicht dekantieren Sie den Wein vorm Servieren sogar in eine Wasserflasche. Das erlaubt dem Wein zu atmen und erlaubt Ihnen zu verbergen, daß Sie nur eine Flasche Amselfelder gekauft haben.

Anmerkung: Wenn Sie einen guten Wein gekauft haben, lassen Sie das Dekantieren, und lassen das Preisschild dran.

4. Öffnen Sie die Dose mit geräucherten Austern rechtzeitig, damit Sie sich den stinkenden Saft, der einem dabei immer über die Hände spritzt, abwaschen können.

5. Achten Sie drauf, daß Sie Ihr letztes... nun ja, "Geschäft" weit genug weg vom Zelt erledigt haben - und nicht im Gegenwind.

Die Vorbereitung des Boudoirs

Boudoir ist eigentlich ein französischer Fachbegriff für "Privatzimmer einer Frau". Wenn Sie das Zelt so nennen, wirkt sich das positiv auf die Stimmung aus.

Anmache, die Sie sich merken sollten: "Wollen wir uns ins Boudoir zurückziehen, meine Liebe?"

1. Legen Sie die Schlafmatten aus und untersuchen Sie sie nach klumpigen Stellen. Entfernen Sie diese. Auch die Schlafsäcke sollten Sie frühzeitig ausrollen, damit sie sich auflockern können. Schütteln Sie die Tannennadeln vom letzten Trip aus.

2. Wenn Sie einen passenden Gedichtband mitgebracht haben, legen Sie ihn griffbereit neben eine Kerze.

Anmerkung: Gut geeignet sind Baudelaire, Mallarmé oder - für alte Lateiner, macht sehr viel Eindruck! - Ovid.

3. Deponieren Sie eine Rolle Toilettenpapier neben dem Zelteingang.

Après-Sex

Überlegen Sie, was Sie "danach" sagen wollen. Das kann nämlich eine sehr positive oder auch sehr negative Wirkung auf das nächste Mal haben. Eine kleine Auswahl von Après-Sex-Bemerkungen:

1. "Hattest du das große Oh?"

2. "So schön war es vorher noch nie!"

3. "Hast du Hunger?"

4. "Oh verdammt, das Kondom ist gerissen!"

5. "Na, wie war ich?"

6. "Vielen Dank."

7. "Wo ist das Toilettenpapier?"

8. "Ich brauch' dringend 'ne Mütze Schlaf, und du?"

9. "Reich mir bitte den Erste-Hilfe-Kasten 'rüber!"

10. "Vielleicht warst du nur nervös."

11. "Na, nochmal?"

Die wichtigste Regel
Spaß muß es machen!

Tanz auf dem Vulkan

"Julia und ich waren am Neujahrstag auf dem Gipfel des Popocatepetl in Mexiko angelangt. Popo, ein qualmender Vulkan, wurde nach einem berühmten Aztekenhelden benannt, der nach dem Tod seiner großen Liebe Iztaccihuatl (deren Name ein weiterer Vulkan trägt) weiterhin unsterblich in sie verliebt war.

Wir waren die sogenannte "La Cruces"-Route geklettert, und als wir uns umsahen, bemerkten wir, daß einige Bergsteiger die gleiche Route heraufkamen. Aber wir waren schon am Vortag losgegangen, hatten knapp unter der Schneegrenze campiert und waren früh oben.

Wir waren die einzigen auf dem Gipfel an diesem Morgen. Julia und ich waren schon ein paar Monate lang in Montana unterwegs gewesen, deshalb war es nicht allzu schwierig, sie zu einem Quicky zu überreden, quasi um den Geist von Popo zu ehren und dieses besondere Ereignis zu feiern.

Auf dem Popocatepetlgipfel gab es zwar eine Berghütte, aber von der nahmen wir Abstand, nachdem wir einen kurzen Blick auf die Inneneinrichtung geworfen hatten. Wir nutzten die Hütte statt dessen als Windschutz und machten es im Sitzen - ich saß auf meinem Rucksack und sie... Egal, mir blieb fast die Luft weg - buchstäblich!

Ich bin froh, daß wir das getan haben. Es ist eine schöne Erinnerung, und man erzählt es immer wieder gerne. Allerdings ist nach meinen damaligen Erfahrungen Sex auf einem Fünftausender eher eine Frage des Überlebens als eine Frage des Spaßes."

Volker E. aus Schwelm

Geraschel im Herbstlaub

"Jeden Herbst werden hier im Teutoburger Wald die Blätter der Eichen braun und fallen zu Boden. Es sieht wirklich hübsch aus, und es riecht irre gut, wenn man sie aufhäuft und sich auf dem Haufen herumwälzt. Mein Freund und ich tun das sehr gern, und ab und zu führt es auch zu anderen schönen Dingen.

Meine Familie wohnt am Waldrand, so daß wir nicht sehr weit gehen müssen, um genug Laub für einen großen Blätterhaufen zu finden. An einem Samstagnachmittag waren wir gerade dabei, andere schöne Dinge zu tun, als mein Vater mich rief. Es klang verdammt nah. Ich guckte hoch und sah ihn nicht weit entfernt stehen, aber er schaute in die andere Richtung.

Wir wühlten uns tief in die Blätter ein und lagen mucksmäuschenstill. Nach kurzer Zeit ging Pa zurück zum Haus. Wir zogen uns an und gingen locker zurück, als wär' nichts gewesen.

P.S.: Wenn Sie das auch ausprobieren wollen, nehmen Sie ein Laken mit, die Blätter kratzen nämlich!"

Susie K. aus Dissen

Beach Party

"Sand ist einfach eine Herausforderung: Man muß zusehen, daß man ihn nicht in die Augen, Nase und andere feuchte Stellen bekommt, wo er juckt und scheuert.

Aus langjähriger Erfahrung möchte ich Ihnen zwei gute Ratschläge geben: Erstens, warten Sie, wenn Sie es solange aushalten, bis zur Ebbe und wählen Sie die Zone, wo der Sand feucht und fest ist. Gutes Timing ist wichtig, damit Sie nicht ins Meer gespült werden.

Zweitens, benutzen Sie eine große Decke!

Allerdings sind diese beiden Tips völlig hinfällig, wenn starker Wind weht. In dem Fall gehen Sie lieber in die Hütte des DLRG."

Peter M., Rettungsschwimmer aus Schönberg

Da steppt der Bär

"Wir zwei wanderten durchs Grizzly-Land. Nach dem Essen hatten wir den Kocher ausgemacht, und wir unterhielten uns leise im Dunkeln, da überkam uns das heftige Bedürfnis.

Es ging richtig gut ab, so nah am Feuer (das schon 'runtergebrannt war), als sie plötzlich aufschrie.

Normalerweise schreit sie nicht, deshalb öffnete ich die Augen. Ich sah gerade noch, wie sie von einem riesigen Grizzlybär geschnappt und in den Wald geschleppt wurde.

Ich habe gehört daß der Geruch von Sex Bären anlockt. Jedenfalls habe ich sie nie wieder gesehen. Ich hab' mich bis jetzt nicht getraut, die Wahrheit zu sagen. Alle denken, sie hätte mich einfach verlassen."

Herr X. aus X.

On the Rocks

"Marie und ich wollten eine große Felsformation in den Dolomiten 'raufklettern. An einer schwierigen Stelle mußte ich ihr helfen. Marie ist kleiner als ich und konnte den nächsten Vorsprung nicht erreichen, aber sie bestand darauf, weiterzumachen.

Von oben konnten wir ein paar Bergsteiger sehen, die sich mit Seilen und Haken auf der steileren Seite hocharbeiteten.

Es war ein warmer Sommertag, und Marie schlug vor, wir könnten ein bißchen Spaß haben, bevor die Bergsteiger den Gipfel erreichen würden. Ich war etwas unruhig, aber es lief soweit ganz gut.

Allerdings hörten wir den Krach der anderen und stellten bald fest, daß sie schon ganz nah waren, während wir immer noch nackt waren. Also beeilten wir uns, mit unseren Klamotten auf dem Arm, die Seite, auf der wir 'raufgekommen waren, wieder 'runterzusteigen.

An der schwierigen Stelle ließen wir unsere Sachen 'runterfallen, und ich sprang hinterher. Aber Marie, die noch immer kleiner war als ich, hatte Angst zu springen. Sie mußte sich hinlegen und sich langsam an der Kante herunterlassen, wobei sie sich ein paar kleine Kratzer holte. Sie ließ ihre Beine hängen, so daß ich sie erreichen konnte. Das ganze wurde begleitet von einigen sachkundigen Zurufen der italienischen Bergsteiger. Marie liebt es, diese Geschichte auf Parties zu erzählen."

Robert B. aus Böblingen

On the Rocks 2

"Robert und ich waren auf Klettertour in den Dolomiten. Wir wollten eine große Felsformation erklettern. Ein paar andere Leute bestiegen denselben Felsen, vernünftigerweise - im Gegensatz zu uns - mit Seilen, um sich abzusichern.

An einer Stelle war es so steil, daß ich Robert sagte, wir sollten umkehren, aber er bestand darauf, weiterzuklettern. An einer extrem schwierigen Stelle mußte er mich sogar hochheben. Als wir auf dem Gipfel ankamen, riß er mir praktisch die Kleider vom Leib und wollte mir weismachen, wie aufregend Sex hier oben wäre.

Schließlich gab ich nach, weil er sagte, er würde sonst ohne mich wieder 'runtergehen. Als er fast fertig war, kamen die Bergsteiger über die Kante. Wir schnappten unsere Klamotten und hauten ab.

Aber an der schwierigen Stelle sprang er einfach 'runter und ließ mich oben stehen. Schließlich half er mir 'runter. Aber ich holte mir dabei ein paar Schürfwunden an sehr empfindlichen Stellen. Die anderen Bergsteiger, es waren Italiener, schienen das alles für einen großen Spaß zu halten. Ich hasse es, wenn Robert diese Geschichte auf Parties erzählt."

Marie W. aus Kaiserslautern

Feuchte Träume

"Vor einigen Jahren fuhr ich mit ein paar echt prima Freunden, die ich gerade an der Schule kennengelernt hatte, die Isar 'runter. Es war ein heißer Sommertag. Da die Sonne immer heißer wurde, zogen wir nach und nach alle Klamotten aus, bis wir alle ganz nackt waren.

Wir hatten wirklich viel Spaß! Das Mädchen, das neben mir saß, ich hab' ihren Namen vergessen, rieb sich an mir und uns wurde total heiß; das Bier floß fast so schnell wie der Fluß (und noch was anderes), bis sie irgendwann, ich weiß nicht, wann es anfing, auf meinem Schoß saß und wir 'ne Nummer schoben. Es war irre, besonders in den Stromschnellen. Was nicht so toll war, war dieser Wichser, der in seinem Kanu am Ufer saß und uns durch ein Fernglas anstarrte."

Hubert P. aus München

Geheul in der Wüste

"Wir, Hans-Georg und ich (vielleicht sollten Sie Hans-Georgs Namen lieber aus der Sache 'rauslassen), waren ein paar Tage mit einer Wandergruppe im Grand Canyon unterwegs. Eines Nachts fanden wir, daß es an der Zeit wäre, unsere sexuelle Beziehung wieder zu pflegen.

Der Mond schien hell, und es war eine ziemlich warme Nacht. Wir wälzten uns teils auf, teils neben den Schlafsäcken herum. Plötzlich fing Hans-Georg ein höllisches Geheul an. Ich sprang auf und sah einen Skorpion weglaufen. Er hatte ihn glatt in den Hintern gestochen. Hans-Georg heulte mindestens zehn Minuten lang, bevor er sich endlich beruhigte.

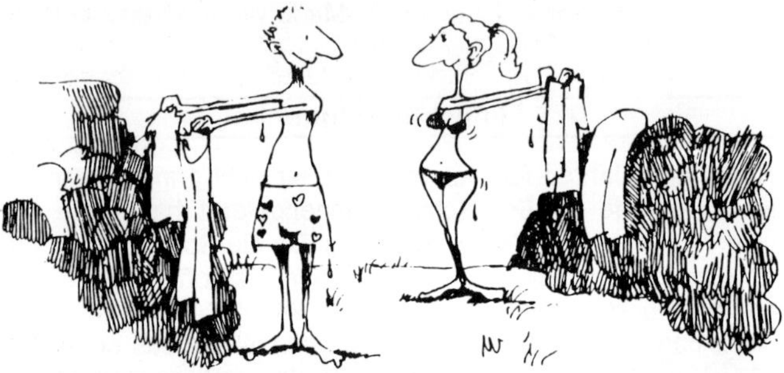

Ich weiß, es muß wehgetan haben, aber ich konnte einfach nicht aufhören zu lachen! Was aber wirklich lustig war, war daß mehrere Gruppenmitglieder berichteten, wie aktiv die Kojoten in dieser Nacht gewesen waren. Hans-Georg erholte sich, unsere Beziehung allerdings nicht."

Ein lustiges Mädel aus dem Schwarzwald

Wellenbrecher

"Als Arzt hatte ich schon mit vielerlei Pathologien (Krankheiten) zu tun. Es ist nicht gerade eine meiner Lieblingsgeschichten, aber vielleicht können einige Ihrer Leser davon profitieren.

Bevor meine Frau und ich unser eigenes Segelboot kauften, hatten wir einmal ein kleines Boot in Travemünde gemietet, und in der ersten Nacht ankerten wir in einer halb-geschützten Bucht südlich des Ortes. Da es unsere erste Nacht an Bord war, fanden wir, wir sollten das mit ein bißchen Geschlechtsverkehr (Sex) auf dem Deck feiern.

Die Wellen schaukelten uns sanft, aber gleichmäßig, vor und zurück, 'rauf und 'runter, vor und zurück... Zuerst schien das Rollen der See die Freuden des Verkehrs zu steigern, aber plötzlich verspürte ich eine unwillkürliche gastrische Emesis (Brechreiz) aufsteigen. Das beendete unsere kleine Feier. Ich würde deshalb dringend zu einer Akklimatisierungsphase vor dem Geschlechtsverkehr auf See raten."

Dr. K aus X.

Höhlenforschung

"Als Lehrer einer bekannten Outdoor-Schule werde ich von meinen Schülern oft mit einer Art Ehrfurcht bewundert. Ich würde meine Position selbstverständlich nie ausnutzen, um einer Schülerin zu nahe zu treten. Allerdings war da diese ganz spezielle Frau, für die ich ein ganz besonderes Gefühl entwickelt hatte... und sie brachte mir wohl dasselbe Gefühl entgegen.

Offen gesagt, ich hatte angefangen zu hoffen, wir könnten uns etwas Zeit für uns allein nehmen, um noch was anderes zu entwickeln. Zu unserem Semesterprogramm gehörte, daß wir ein paar Wochen in Höhlen verbrachten. Nach dem Einführungsteil des Trainings setzten wir beide uns ab, um ein kaum besuchtes Tunnelsystem zu erforschen, einige Höhlen mit so engen Passagen, daß wir nur kriechend vorwärtskommen konnten. Ein ganz besonders enger Kanal führte in eine wunderschöne kleine Halle, die wie ein unterirdisches Amphitheater wirkte.

Während wir da forschten, wurden unsere beiden Karbidlampen gleichzeitig schwächer. In der zunehmenden Dunkelheit schmiegte sie sich immer enger an mich. Als die Lampen ganz ausfielen, waren wir ziemlich eng umschlungen.

Obwohl ich meine Position einer Schülerin gegenüber niemals ausnutzen würde: Ich war nicht sicher, ob wir den Weg zurück im Dunkeln finden würden, und ich sagte ihr das - so führte eines zum anderen. Nach einiger Zeit waren wir heftig bei der Sache, in der Absicht, einander in unserer Verzweiflung Mut zu machen.

Später fiel mir plötzlich ein, daß wir das Karbid mit dem Wasser aus unseren Wasserflaschen strecken könnten, um sie wieder funktionsfähig zu machen. Wir fanden also wieder raus, und alles war wieder gut."

Outdoor-Eddy aus L.

Madness

"Meine Freunde nennen mich Mad Max, weil ich alles einmal ausprobiere, nur so zum Spaß, besonders auf meinem Mountainbike. Vor kurzem wetteten ein paar Typen mit mir, ich könnte es nicht mit meiner Freundin beim Radfahren machen. Naja, meine Freundin, die fast genauso abgedreht ist wie ich, war einverstanden.

Wir testeten einige Stellungen auf einem Küchenstuhl und suchten eine aus, bei der ich auf dem Rad sitze und sie auf mir. Es gibt eine alte ungeteerte Straße durch den Wald, und da machten wir es. Die Straße war holprig, was uns half. Es war zwar nicht so toll (erzählen Sie's keinem), aber ich hab' die Wette gewonnen.

Ich wollte Ihnen das erzählen, aber wenn Sie das auch ausprobieren wollen: Lassen Sie die Augen auf der Piste."

z.Z. Universitätsklinikum in Kiel, Zimmer 151

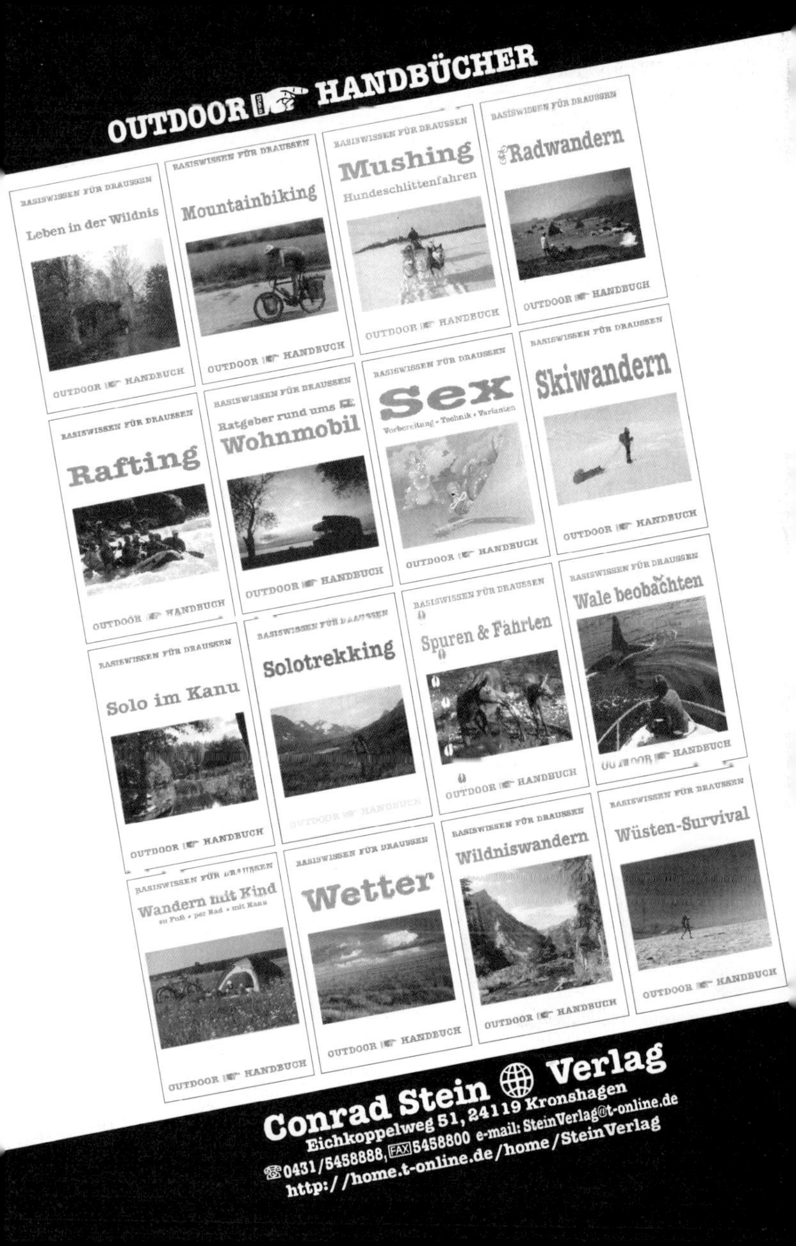
OUTDOOR HANDBÜCHER
BASISWISSEN FÜR DRAUSSEN
Leben in der Wildnis
OUTDOOR HANDBUCH
Mountainbiking
Mushing
Hundeschlittenfahren
Radwandern
Rafting
Ratgeber rund ums
Wohnmobil
Sex
Vorbereitung • Technik • Varianten
Skiwandern
Solo im Kanu
Solotrekking
Spuren & Fährten
Wale beobachten
Wandern mit Kind
zu Fuß • per Rad • mit Kanu
Wetter
Wildniswandern
Wüsten-Survival
Conrad Stein Verlag
Eichkoppelweg 51, 24119 Kronshagen
0431/5458888, FAX 5458800 e-mail: SteinVerlag@t-online.de
http://home.t-online.de/home/SteinVerlag